COLECCIÓN CUERPO SANO

LA SALUD EN LA MUJER

GUY ROULIER

Higiene, prevención y tratamientos naturales de las enfermedades de la mujer

Guy Roulier

iUniverse.com, Inc.
San Jose New York Lincoln Shanghai

LA SALUD EN LA MUJER
Higiene, prevención y tratamientos naturales de las enfermedades de la mujer

This edition republished by
arrangement with iUniverse.com, Inc.

For information address:
iUniverse.com, Inc.
5220 S 16th, Ste. 200
Lincoln, NE 68512
www.iuniverse.com

Originally published by Editorial Paidotribo

ISBN: 0-595-19396-X

EL AUTOR

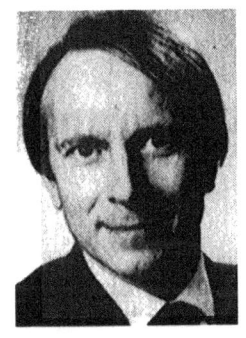

Nacido en París en 1945, Guy Roulier, inicia su carrera de quinesiterapeuta en 1967. La brutal muerte de su padre, afectado de cáncer de hígado, descubierto en el último momento, le hizo cuestionarse el valor de la medicina, seguir de nuevo con sus estudios orientados esencialmente hacia los métodos naturales y adentrarse activamente en la defensa de la salud y de la naturaleza. En 1970, inició estudios de osteopatía y naturopatía (primero en Gran Bretaña y después en Francia), y se inició al mismo tiempo en la higiene vital, en la naturopatía, la acupuntura tradicional, las plantas medicinales y la aromatoterapia. Un primer viaje a China y al Japón le hizo entrar en contacto con el taoísmo y sus postulados: la estrecha relación entre el cuerpo y el espíritu, entre el hombre y su entorno.

Preside la asociación GERMES (Grupo de estudios y de investigación sobre medicina ecológica y salud), lo que le ha provocado numerosos enfrentamientos judiciales motivados por sus ideas demasiado avanzadas a su tiempo.

En 1980, se instala en Angers como médico pluridisciplinar (osteópata-acupuntor-naturópata) y, en 1984, defiende una tesis sobre «La Osteopatía y el precio de la salud» para obtener su diploma de Osteópata. Este estudio ha servido de base de reflexión en el cuadro de la Comisión para la evaluación de las medicinas manuales creadas por el ministerio de la Salud; seguidamente, preside la elaboración del «Informe nacional sobre el papel socio-económico de los osteópatas en Francia» ampliamente comentado por la prensa, que demostraba el interés económico de esta medicina alternativa. En 1989, participa en la fundación de SOK, primer sindicato de osteópatas.

Diplomado en Acupuntura tradicional (F.), Heilpraktiker (H.P., RFA), Naturopatía, Osteopatía y Fisioterapia (G.B.), simpático-terapeuta (vicepresidente del CERS), dirige sus objetivos, después de varios años, hacia la fito-aromatoterapia y colabora en la investigación aplicada, en estrecha relación con científicos especialistas en aceites esenciales y plantas tropicales.

En 1987, efectúa dos estudios científicos sobre las plantas medicinales, aromáticas y alimenticias en el bosque de la Amazonia y en los laboratorios de investigación brasileños. A continuación, participa en la promoción de productos naturales nuevos y es consultado por numerosas empresas especializadas en plantas y productos naturales, donde establece el nexo entre la investigación y las necesidades de los consumidores.

Actualmente, está a cargo del curso en la Facultad libre de medicina natural, del doctor Williem (París), cátedra de fitoterapia.

ÍNDICE

BREVE GLOSARIO

Adaptógena: se dice de una planta o sustancia natural que proporciona al organismo los elementos necesarios para la mejora de la inmunidad natural y de su resistencia a las agresiones físicas y psicológicas (ejemplo: eleuterococo, ginseng, gomfrena).

Energetizante: término que designa una sustancia viva que aumenta «la energía vital». La legumbre cruda, la fruta, las ostras frescas, la planta adaptógena, el aceite esencial... transmiten a su consumidor su potencial de energía vital (transmisión de energía).

INTRODUCCIÓN

Éste no es un libro más sobre la salud de la mujer. Las revistas están llenas de muy buenos artículos sobre temas que nos preocupan: anticoncepción, vida sexual, fecundación *in vitro*, cáncer, celulitis, menopausia... Hemos de reconocer que la vida de la mujer actual se ha transformado desde la aparición de la píldora, de la esterilidad, el control de los embarazos con riesgo, la banalidad de los exámenes sistemáticos para la detección del cáncer de mama y de cuello de útero...

Sin embargo, a pesar de estos avances, las mujeres se encuentran muchas veces desamparadas ante ciertos problemas que se les plantean a diario a ellas o a sus hijos. La información médica actual está dirigida hacia una sola vía: la química o la cirugía. Las medicinas diferentes (acupuntura tradicional china, osteopatía, medicina por las plantas, homeopatía...), a pesar de sus buenos resultados, están desacreditadas por los «grandes» de la medicina clásica, privando, con ello, a la población de cuidados esenciales. La maravilla de la fecundación *in vitro* no debe hacer olvidar que millones de mujeres son víctimas, cada año, de problemas y de enfermedades ginecológicas ante las cuales la medicina oficial fracasa.

Si el cuerpo de la mujer aún parece muy misterioso para el hombre, obligación es constatar, por experiencia profesional, que la propia mujer se conoce mal, ignorando los mecanismos de su ciclo, las leyes elementales de salud e higiene, la importancia de la alimentación, el mantener la forma física y el equilibrio nervioso. De hecho, muchos de estos problemas se deben a esta falta de información. ¿Cuántas mujeres saben qué métodos alternativos eficaces existen para sus problemas específicos y que son practicados habitualmente por miles de médicos en Europa? ¿Qué soluciones naturales existen para regular los embarazos, para resolver la esterilidad, para luchar contra las infecciones, los dolores menstruales? ¿Que la infecciones por micosis son, a menudo, provocadas por los medicamentos? ¿Que sucesivos partos difíciles pueden producir serios problemas si no hay unos cuidados osteopáticos previos?

Este libro, informativo y práctico a la vez, no pretende substituir la intervención del ginecólogo o del cirujano cuando es necesario, sino completarla y proponer otras soluciones para ayudarte a regular, sola o con la ayuda de un médico, los múltiples problemas que muchas veces descuidas o minimizas. Bien ilustrado, te hará descubrir las maravillas de tu cuerpo, los inmensos recursos de la naturaleza. Responderá a las preguntas que te preocupan por medio de consejos prácticos que te ayudarán a:

– Conocer tu cuerpo, los puntos débiles de tu salud y cómo reforzarlos.

– Afrontar mejor los problemas diarios, la enfermedad y los períodos importantes de la vida (pubertad, embarazo, menopausia, posmenopausia).

– Evitar ciertos medicamentos o la cirugía, y a cuidar lo más naturalmente posible tus problemas específicos.

– Elegir un método anticonceptivo eficaz, sin efectos secundarios y satisfactorio para la pareja.

He escrito este libro para todas las mujeres y jóvenes que buscan una información completa sobre los métodos naturales y cómo mantener o mejorar su salud.

PRIMERA PARTE

FISIOLOGÍA, ENFERMEDADES Y SALUD

LOS NUEVOS PRODUCTOS

Un cierto número de nuevos productos aparecen en este libro. Todos son productos para la higiene y la salud, y no son forzosamente medicamentos. Por esto puedes encontrarlos en las tiendas de productos dietéticos. Su valor alimenticio, como condimento, higiénico o cosmético, se justifica por los resultados obtenidos tanto por el uso popular como por los estudios científicos realizados en su país de origen y en el extranjero.

Baccharis trimera: contiene un principio amargo, un aceite esencial, materias resinosas, saponinas. Tradicionalmente, se ha usado en tisanas higiénicas como regulador de las funciones digestivas, del apetito y del peso. Utilizado también en los excesos ponderales como diurético y drenante general: tisanas y cápsulas de polvo integral (4 a 6 cápsulas al día).

Bálsamo de copaiba (copaifera): oleorresina natural de uso higiénico y cosmético para problemas de la piel y las articulaciones. Muy energético aplicado en un masaje a lo largo de la columna vertebral (tonifica el sistema nervioso simpático).

Gomfrena: planta adaptógena antiestrés, conocida y utilizada desde hace más de 300 años por los indios de la Amazonia, como tonificante general, energético; particularmente eficaz en la fatiga física y mental. Rica en vitamina A, en oligoelementos, contiene selenio, germanio y aminoácidos. Utilizado como regenerados de las células cutáneas y antienvejecimiento.

Guarana: grano parecido a una avellana, de gusto amargo, que contiene cafeína, teobromina y teofilina. Utilizada normalmente por los indios como estimulante y fortalecedor.

Marapauma y **mirapauma:** para uso higiénico en decocciones de madera de tallos jóvenes. Está considerado como tónico muscular, diurético y afrodisíaco.

Aceite de rosa mosqueta: regenerador cutáneo, antiarrugas, para tratar cicatrices.

Aceite de sapucainha: utilizado para los problemas de la piel; experimentado en casos de psoriasis y eczema seco.

CAPÍTULO I

DE LA SALUD A LA ENFERMEDAD

El cuerpo humano es un gigantesco universo vivo. Sus 60.000 a 100.000 millares de células repartidas entre tejidos, órganos y sistemas, deben funcionar, normalmente, de modo correcto, sin desacuerdo ni enfermedad. La salud debe constituir, en principio, la norma, y la enfermedad debe ser la excepción. Según la Organización Mundial de la Salud (OMS), **el estado de salud consiste en demostrar un perfecto bienestar físico, mental y social.**

En 2,5 millones de años, el hombre ha aprendido a defenderse contra las agresiones del entorno, los microbios, los cambios climáticos... y a sobrevivir. Desde hace un centenar de años, la vida moderna y la industrialización han añadido a las agresiones naturales la polución, contra la que nuestro organismo no ha tenido tiempo de armarse, desbordando nuestra capacidad de adaptación y favoreciendo la aparición de enfermedades de la «civilización».

En nombre del progreso, la sociedad moderna ha sacrificado la salud de sus niños. Actualmente, los gastos en mantener la salud crecen más deprisa que el poder adquisitivo de las familias, el número de enfermedades aumenta, afectando a los individuos cada vez más jóvenes. Algunos microbios retroceden, cediendo su lugar a los virus, cáncer, psicosis. La hipermedicalización y el abuso de los medicamentos crean cada día nuevas enfermedades llamadas *iatrógenas* que gravan pesadamente el presupuesto sanitario. La información del público está expresamente orientada hacia el consumo excesivo de productos. El medicamento está banalizado; el número de consumidores de tranquilizantes, hipnóticos, laxantes, anticonceptivos... aumenta de forma aberrante.

El cuidarse, las mejoras en nuestra forma de vida, la prevención, la utilización de medicinas naturales eficaces y más baratas, son, en la actualidad, prioridades humanas y económicas.

Una información completa permite, al desdramatizar la enfermedad, elegir racionalmente entre los métodos higiénicos y los cuidados, que deberían **completarse** más que afrontarse.

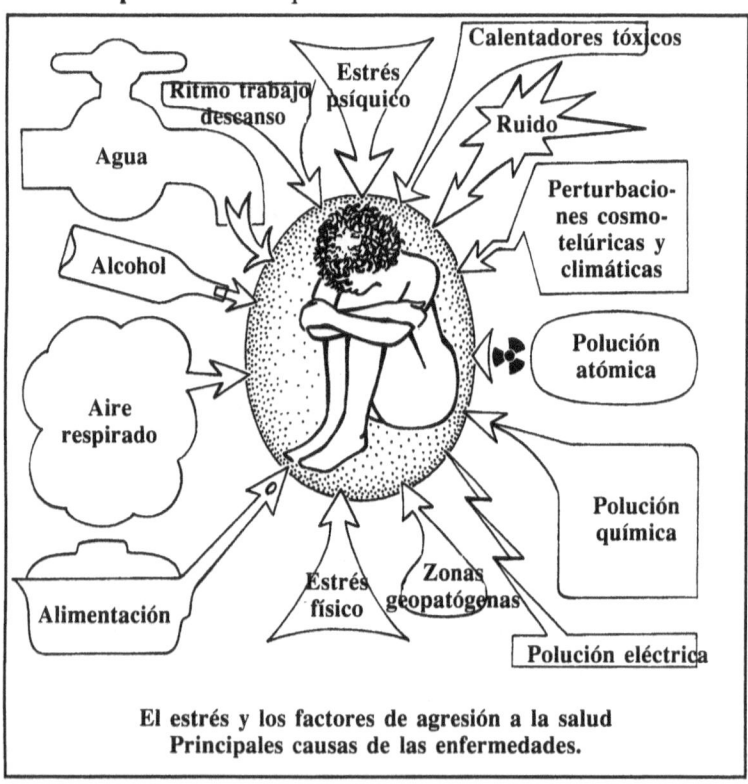

El estrés y los factores de agresión a la salud
Principales causas de las enfermedades.

El estrés y los factores de agresión a la salud
Principales causas de las enfermedades

– **Agua del grifo:** de su calidad depende nuestra salud. De un 52 a un 70% del peso de nuestro cuerpo es agua, por lo tanto, debe ser pura y no mineralizada, ya que puede producir cálculos, artrosis, arteriosclerosis, senilidad precoz...

– **Ritmo trabajo/descanso:** incorrecto.

– **Estrés psíquico:** efecto psicosomático.

– **Calentadores tóxicos:** problemas dentales, en cicatrices y sinusitis,

– **Ruido.**

– **Perturbaciones cosmo-telúricas:** influencias cósmicas, sol (manchas solares), lunación y **perturbaciones climáticas:** presión atmosférica, electricidad del aire, influencia de las estaciones, energías externas de los chinos (viento, humedad, frío, calor, sequedad).

– **Contaminación química** del **agua,** de los **alimentos,** del **aire que respiramos.** Contaminación por los **medicamentos:** antibióticos (que transforman el terreno biológico y lo hacen derivar, por oxidación, hacia la zona cancerígena), tranquilizantes, somníferos, antiinflamatorios, anticonceptivos orales, etc.

– **Contaminación eléctrica:** proximidad de líneas de alta tensión, calefacción eléctrica, transformadores, aparatos conectados cerca de la cama, etc.

– **Zonas geopatógenas:** red telúrica perturbada.

– **Estrés físico:** nacimiento difícil (fórceps, parto provocado, con retraso, asfixia, problema en la pelvis o en la columna vertebral), accidentes de carretera, de trabajo (1.400.000 al año), en el deporte, condiciones de trabajo inadecuadas (actitud profesional inadecuada, agotamiento), carencia de ejercicio físico que implica envejecimiento prematuro y fragilidad física.

– **Alimentación:** calidad excesiva o insuficiente, calidad (sólo el alimento biológico es equilibrado y carece de productos químicos nocivos).

El refinado elimina los elementos esenciales.

La química alimentaria elimina el valor nutritivo de los alimentos y añade sustancias inútiles (colorantes, edulcorantes, conservantes, emulsionantes...). La alimentación desequilibrada (por exceso de grasa, azúcares, por carencia de ciertos elementos esenciales) predispone a las enfermedades de la civilización (cáncer, enfermedades cardiovasculares, senilidad precoz, etc.).

– **Aire respirado:** respiración defectuosa (bloqueo del diafragma, rigidez vertebral, atonía muscular abdominal) contaminación atmosférica, (anhídrido sulfuroso, lluvias ácidas, óxido de carbono, humo del tabaco, plomo, supercarburante), polvos, carbonillas...

– **Alcohol:** y otros excitantes (té, café, tabaco...).

APRENDE A CONOCER EL TERRENO

Cada mujer es una obra original de la naturaleza. Ninguna es exactamente igual a otra. Cada una está biológicamente determinada por la conjunción de influencias que se unen bajo el concepto de **terreno** individual, y está marcado por:
– La herencia.
– La hora y el lugar de nacimiento.
– Las enfermedades y traumatismos físicos y psicológicos impregnados en la memoria del cuerpo.

Tu terreno se caracteriza por tu aspecto físico, tus predisposiciones psicológicas, tu comportamiento frente a la vida, a la enfermedad y por tus reacciones a los tratamientos. Conocer bien tu terreno te supone la posibilidad de poder prevenir enfermedades (o de eliminarlas más rápidamente), retardar el envejecimiento y vivir mejor.

¿TÚ ERES YIN O YANG?

A los chinos debemos la visión más simple y más clara de cualquier cosa viviente o mineral. Todo, en el universo, posee dos aspectos contrarios y complementarios llamados Yin y Yang (ver cuadro).

Esta aproximación permite una primera evaluación de tus tendencias físicas y psicológicas, del estado de tus órganos y tus vísceras, pero también una clasificación de los alimentos (macrobióticos), las plantas, los aceites esenciales y los puntos de acupuntura que te interesan para equilibrarte.

– La mujer *más Yang* posee un terreno tónico, muy resistente a las agresiones. Se recupera rápidamente de una enfermedad aguda.

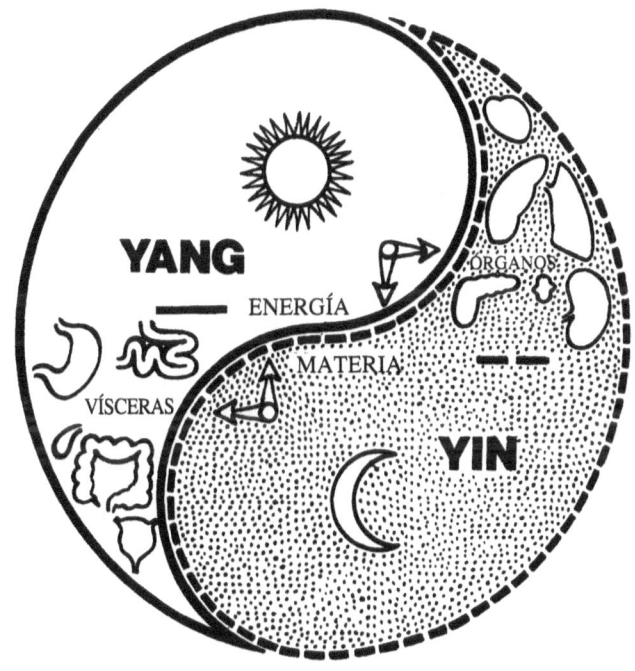

La mujer: antena entre cielo y tierra

CARACTERÍSTICAS	
YANG (línea continua)	**YIN** (línea discontinua)
Energía	Materia
Luz, insolación, calor	Sombra, tiempo cubierto, frío
Sol	Luna
Otoño, invierno	Primavera, verano
Este (alba), sur (cenit)	Oeste (crepúsculo), norte (nadir)
Cielo, fuego, día, mediodía	Tierra, agua, noche, minuto
Impar, izquierda	Par, derecha
Alto, movimiento, vida	Bajo, inmovilidad, muerte
Recuperación, macho	Decaimiento, hembra
Detrás (espalda)	Delante (vientre)
Positivo	Negativo
Retracción	Dilatación
Ligereza	Pesadez
Sonidos agudos	Sonidos graves
Vísceras: estómago, intestino delgado vesícula biliar, intestino grueso, vejiga	*Órganos:* corazón, hígado pulmones, bazo, páncreas, riñones.
Signos de exceso de Yang	**Signos de exceso de Yin**
Hiperactividad	Calma
Viva, delgada, seca	Pesada
Colérica	Apática
Bebida azucarada	Bebida salada
Gusto por lo salado	Gusto por lo dulce
Resistente a la fatiga	Se fatiga rápidamente
Duerme poco	Duerme mucho
De poca saliva	De mucha saliva
Calmada con el frío	Mejora con el calor
Transpira poco	Transpira fácilmente
Orina poco	Orina mucho
Vive el día	Ama la noche
Deportiva, musculosa	Poco deportiva
Come mucho sin engordar	Come poco y engorda
Poco cabello	Mucho pelo
Emprendedora, entusiasta	Reservada, triste

(ver página 19).

– La mujer *más Yin* posee una energía más débil, menor resistencia a las agresiones y deberá vigilar constantemente su salud (circulación venosa y linfática, pulso excesivo con facilidad, fibromas, ptosis...). Se recupera más lentamente y debe controlarse para evitar recaer.

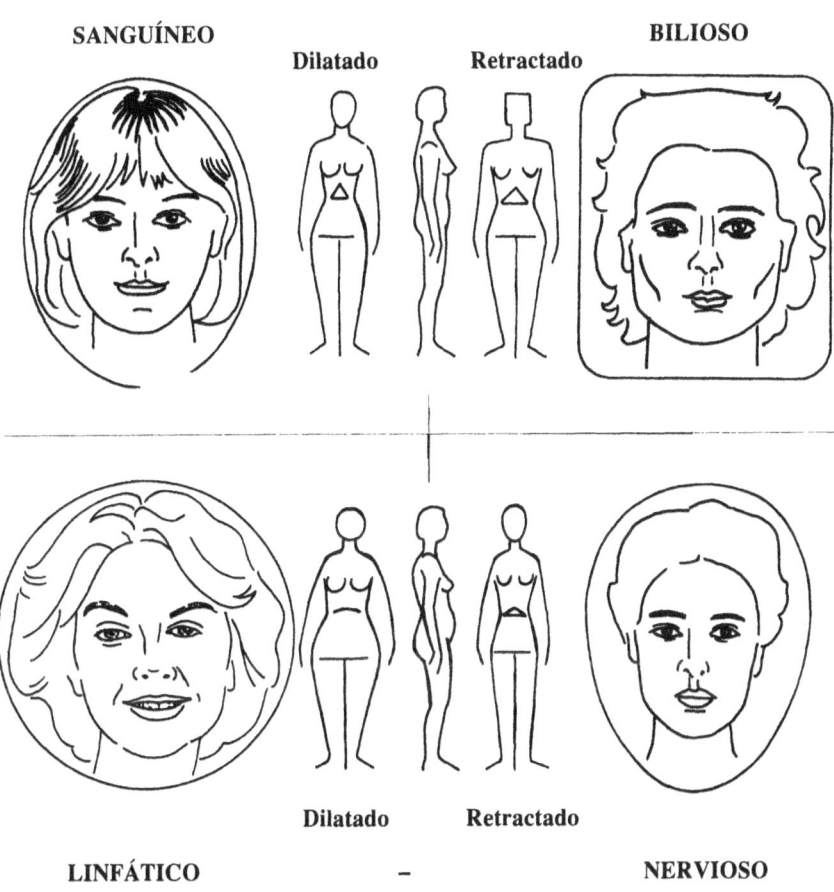

TERRENOS YANG

+

SANGUÍNEO   Dilatado   Retractado   BILIOSO

Dilatado   Retractado

LINFÁTICO   –   NERVIOSO

TERRENOS YIN

LOS CUATRO HUMORES DE HIPÓCRATES

Los cuatro humores de Hipócrates corresponden a la combinación de los elementos constitutivos del universo: **agua, aire, fuego y tierra** que surgen, en sí mismos, de la asociación de los estados fundamentales de la materia: **frío, calor, humedad y sequedad.** Este simbolismo universal, que data de miles de años, está lejos de estar desfasado y se confirma en los trabajos científicos más actuales (bioelectrónica de L.C. Vincent).

A través de las siguientes descripciones, observa e intenta determinar cuál es el humor que te corresponde.

Biotipo 1: Linfático (mujer de agua)

Si perteneces al biotipo linfático, eres una mujer de *agua* (combinación frío/humedad). El agua es el elemento más abundante del cuerpo (más del 60% de la masa corporal), elemento en el cual se baña ya el feto durante los 9 meses de vida intrauterina.

Fisonomía: corresponde a la infancia; las formas son redondeadas, con predominancia del estado digestivo, pelvis prominente, parte inferior del rostro más alargada.

Temperamento: no te gusta demasiado el ejercicio físico y te cuesta ponerte en marcha; te tomas todo el tiempo necesario para todas las cosas. Amas la vida y nunca rechazas un placer. Glotona, te cuesta resistirte a una buena comida. De vivir agradable, alegre, sensitiva, receptiva e intuitiva, haces amistades con facilidad y tu compañía resulta agradable.

Salud: lenta. Dominada por la *digestión* y la *circulación venosa y linfática*, debes, antes que nada, procurarte un buen drenaje de los órganos filtrantes (riñones, intestinos, piel) para evitar un exceso de toxinas y una intoxicación progresiva.

Tu sistema nervioso linfático es débil, tu tiroides funciona con lentitud, tienes tendencia a engordar. La estasis circulatoria se traduce en pesadez en las piernas (edemas y varices, hemorroides, celulitis en los miembros inferiores, muslos y nalgas). Esta congestión crónica favorece la aparición de fibromas, quistes funcionales, ptosis (útero, vejiga, intestino, etc.). Tienes dificultad en eliminar los desechos por los riñones, eres propensa a infecciones crónicas en forma de diarreas, de dermatosis crónica, de sinusitis, rinitis, vaginitis, pruritos vulvares o anales (comezones), metritis, salpingitis, cistitis.

Consejos: has de saber descansar, pero no confundas descanso con inactividad. Debes estimular continuamente tu sistema nervioso simpático, activar la circulación de tus líquidos orgánicos y eliminar las toxinas por medio de una sana transpiración. En la práctica: gimnasia dinámica regular, comidas equilibradas y poco calóricas, tisanas depurativas (hígado, piel, intestinos), diuréticas (riñones), estimulantes y equilibrantes del sistema nervioso simpático.

Biotipo 2: Sanguíneo (mujer de aire)

Tu elemento es el *aire* (combinación calor/humedad), ligera, móvil, activa, simbolizas la expansión y la comunicación.

Fisonomía: tus formas son redondeadas como las de la linfática (mujer de *agua*), pero tu piel es más tensa, mejor irrigada, tus carnes más firmes. Llena de vitalidad, tanto necesitas movimiento como motivaciones afectivas.

Temperamento: necesitas de los demás, que te aprecian por tu jovialidad, tu entusiasmo, tu espontaneidad, tu dinamismo comunicativo, pero desconfía del agotamiento. Sensible como la linfática, eres intuitiva y sabes juzgar a las personas y las situaciones.

Salud: tus funciones predominantes son la *circulación sanguínea* y la *respiración*. Debes controlar el hígado, el sistema arterial cardíaco y el cerebral, tu respiración y vigilar tu sistema nervioso, sensible y reactivo.

Consejos: atención a los reumatismos, al colesterol, al ácido úrico... debidos sobre todo a una sobrecarga ponderal y a las grasas. Hipertónica, reaccionas a las agresiones psicológicas con un aumento de la presión arterial (hipertensión), que recupera felizmente su nivel normal por la flexibilidad de tus arterias.

Biotipo 3: Biliosa (mujer de fuego)

El *fuego*, por sus llamas, calienta, transforma y ejerce su metamorfosis en la materia. Simboliza la energía más pura, la acción fecunda. El humor bilioso corresponde a este elemento.

Fisonomía: la forma de tu rostro es cuadrado o rectangular, los rasgos son vivos, enérgicos y la mandíbula ligeramente angulosa. El cuerpo es armonioso, naturalmente musculado y tónico; el paso es decidido, el rostro abierto y, sin duda, conquistador.

Temperamento: te ves favorecida por una gran robustez, una resistencia a la fatiga física y mental por encima de lo normal; te recuperas rápidamente.

Totalmente dirigida hacia la acción, nada te detiene. Impulsiva pero realista, confías en tu capacidad, directa, tu franqueza suscita en los otros más estima que amor. Te gusta conquistar, dominar, tener las riendas. Eres de las que saben comprometerse y luchar por las causas justas.

Salud: tu humor idealista te exige un gran gasto de energía. Las situaciones difíciles que se te presentan inciden en tu vesícula biliar, tu sistema nervioso simpático, tus músculos y tu corazón. Tu hiperactividad y tus cóleras pueden provocarte una mala jugada, atención a los accidentes vasculares, cardíacos y cerebrales.

Consejos: evita, en la medida de lo posible, frecuentar las personas que te molestan (negativas y materialistas) y que «aspiran» tu energía. Aprende a dominar tus emociones, a frenar tu entusiasmo. Relájate cada noche para eliminar las tensiones acumuladas. Practica un deporte que te relaje (yoga) o te desahogue.

Biotipo 4: Nervioso (mujer de tierra)

Tu elemento es la *tierra* (mezcla de frío/sequedad), correspondiente al Yin, a la oscuridad, a lo escondido, a una pasividad relativa. Correspondes a la tierra que nutre, a la materia que da consistencia a las cosas.

Fisonomía: tu rostro es alargado, más fino en la parte inferior que en la superior. De apariencia frágil, posees una osamenta pequeña y tu silueta es esbelta y delgada. Físicamente no eres de naturaleza fuerte, lo que contrasta con tu fuerza psíquica.

Temperamento: nerviosa con una clara predominancia al plano cerebral. Afectivamente, tiendes a cerrarte en ti misma, a evitar la comunicación. Eres muy sentimental, pero frenas tu afectividad y caes fácilmente en la ensoñación. Tu actividad cerebral es intensa pero no siempre desemboca en acciones concretas. Tu creatividad está a menudo mal explotada, lo que te lleva con facilidad de la euforia a la depresión.

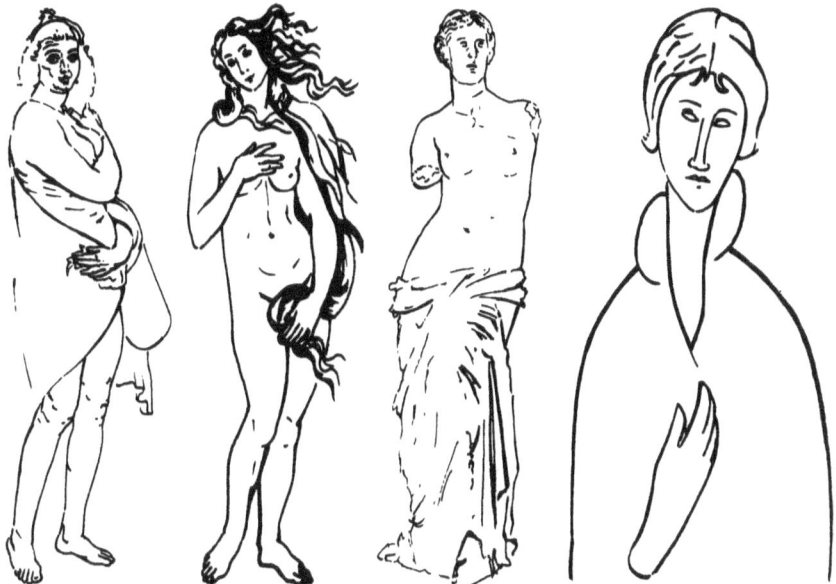

De izquierda a derecha:
Linfática (mujer de agua): Rubens *(Hélène Fourment)*
Sanguíneo (mujer de aire): Botticelli *(Nacimiento de Venus)*
Bilioso (mujer de fuego): *Venus de Milo*
Nervioso (mujer de tierra): Modigliani *(Mujer con ojos azules)*

Salud: emotiva e impresionable, fácilmente ansiosa y angustiada, tus pensamientos pueden llevarte al insomnio, a la depresión y a la melancolía.

Tu digestión es lenta (hinchazón, pesadez), tus eliminaciones son difíciles, tu intestino es perezoso, tu hígado delicado. Tienes una clara predisposición a la ptosis, a la esclerosis, a la artritis por exceso de toxinas y minerales, a la diarrea y a las infecciones crónicas. Tus músculos son duros y se contraen con facilidad: músculos paravertebrales (contracturas dolorosas), útero (dolores premenstruales), intestinos (gases espasmódicos)...

Consejos: respeta una perfecta higiene alimenticia, drena tus emociones con tisanas y una alimentación rica en fibras vegetales. Atención a la ptosis; piensa en la osteopatía, en el yoga y en los ejercicios físicos.

¡Sé positiva! No te desatiendas, pues tus enfermedades pueden llegar a ser crónicas.

***

Esta división en cuatro categorías no refleja la diversidad de humores que se mezclan en diversas proporciones; no te identificarás totalmente en una, salvo si perteneces a un tipo puro. Normalmente, el humor es mixto, por ejemplo, bilio-nervioso.

Este esquema simplificado permitirá conocerte mejor. Si tienes en cuenta tu **terreno** estarás más preparada para mantenerte en forma y resistir a las agresiones.

RESUMEN NATURAL DE SALUD

Si buscas un análisis más profundo y objetivo de tu terreno, puedes recorres a un practicante pluridisciplinar especializado en estudios naturales de salud. Él realizará, con la colaboración de otros practicantes, un análisis completo de tu caso. Este examen tendrá en cuenta **todos los aspectos** de tu salud y **completará** (no substituirá) el estudio médico clásico.

LOS GRANDES PRINCIPIOS DE LA MEDICINA NATURAL

La energía de la vida

Tu cuerpo, como cualquier motor y cualquier ser vivo, necesita energía para asegurar sus funciones vitales. **La energía es el carburante primordial de la vida,** la fuerza que permite a tus miembros moverse, a tu espíritu pensar y al conjunto de tu cuerpo adaptarse a las modificaciones de las condiciones externas, defenderte contra las agresiones.

La energía alimenta cada una de tus células (nerviosas, musculares, sanguíneas, cutáneas, orgánicas). Rodea tu cuerpo con una capa protectora y varía según las horas del día y de la noche, siguiendo el ciclo de la energía circulante de un órgano a otro (1).

RESUMEN DE SALUD Y LOS TRATAMIENTOS
EN MEDICINA NATURAL

I	INTERROGATORIO	**Fundamental:** herencia, traumatismos, enfermedades **Modo de vida** **Alimentación** **Actividad física:** ritmo trabajo/ descanso Razonamiento acupuntural, naturopático, osteopático, mental **Nacimiento:** fecha, parto	**Etiología** estudio de las causas **Primer resumen**
II	INSPECCIÓN	**Tipo morfológico:** predisposiciones mórbidas **Esquema corporal** **Inspección del rostro** **Iridodiagnosis** **Test dinámico de movilidad**	**Segundo resumen**
III	PALPACIÓN	**Examen acupuntural:** palpación del abdomen y de los meridianos, toma del pulso chino **Examen osteopático:** columna verte-bral, pies, pelvis, vísceras y cráneo-sacro **Búsqueda de centros perturbadores**	**Tercer resumen** = síntesis
IV	EXÁMENES COMPLEMENTARIOS	**Análisis bioelectrónico:** sangre, sali-va, orina **Radiografía:** necesaria a veces **Perfil proteico sanguíneo** Examen de las **deposiciones, orina** Aromatograma **Examen geobiológico** del hábitat **Inspección dental**	PH, RH2, r Si es necesario, **complemento de información**
V	TRATAMIENTO	**La energía:** aumentarla o bloquearla **Psíquica:** acupuntura, psicoterapia natu-ral (yoga mental, relajación, sofrología) **Bioquímica:** alimentación, homeopa-tía, complementos alimenticios, fitote-rapia, aromatoterapia **Física:** osteopatía, ejercicios físicos, masa-jes, natación, marcha, campos magnéticos	**Iniciación de un tratamiento** para suprimir la o las causas de los problemas presentados

Si dispones de una fuerte energía, gozarás de una salud robusta, de un fuerte tono y de una buena vitalidad. Resistirás bien a las agresiones.

Un bajo nivel de energía se traduce en una delicada salud, un bajo tono, fragilidad a las infecciones, poca resistencia a las intemperies (frío, humedad), una incorrecta asimilación de los alimentos, una inestabilidad en las articulaciones que se inflaman y bloquean fácilmente.

Las fuentes de tu energía

Desde tu concepción, posees un capital de energía: **la energía hereditaria** o **genética,** legada por tus padres, impresa en tus cromosomas, llamada también **potencial vital original,** que quema más o menos rápidamente y que debes administrar con precaución.

En tu nacimiento, tomas contacto con **la energía del entorno.** Para vivir, necesitas aire, luz, sonido, rayos que alimenten tus «baterías celulares».

El aire es indispensable para el desarrollo de los procesos vitales celulares por la oxigenación que aporta.

La ionización del aire juega un importante papel en el equilibrio energético: iones positivos nocivos (tiempo ventoso, calefacción eléctrica, climatización, aire contaminado de las ciudades...), iones negativos beneficiosos (junto al mar, montaña, campo...).

Irradiación: la energía la proporciona las radiaciones cósmicas y telúricas que continuamente nos atraviesan. La energía electromagnética del ambiente, las redes terrestres de Hartmann y Curry actúan sobre nuestra salud de forma positiva o negativa.

Para sobrevivir, asegurar el crecimiento, es indispensable aportarle nutrientes que le proporcionan la **energía alimentaria.** Tu salud está estrechamente ligada a la calidad de los alimentos que deben asegurar no sólo un aporte de energía, sino también el aporte de los elementos indispensables para mantener y renovar las células (aminoácidos, glúcidos, ácidos grasos, minerales, oligoelementos, vitaminas...).

El organismo es un todo

Las tres energías de base se transforman en el cuerpo por el sistema neurohormonal, y, seguidamente, son redistribuidas para responder a las diferentes necesidades del organismo convertidas en:

Concepción oriental de la energía

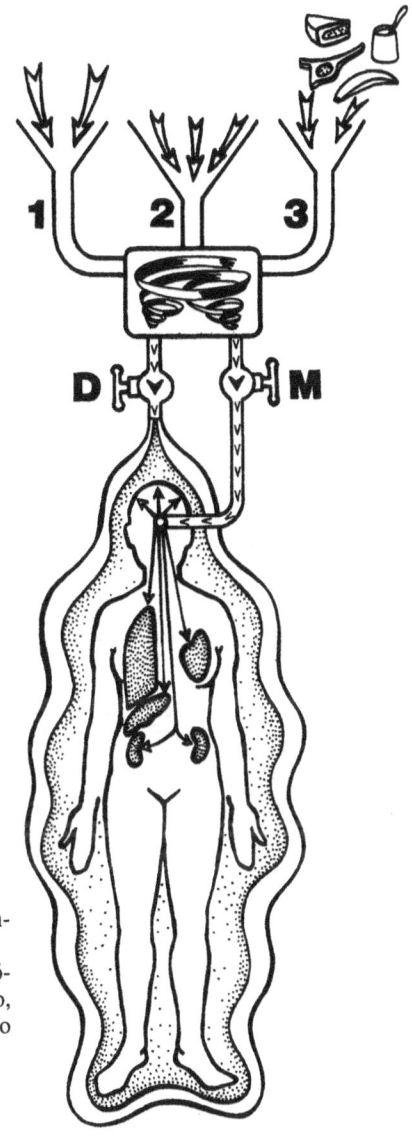

1: energía hereditaria, cromosómica o ancestral.

2: energía del aire (oxígeno, carbono, nitrógeno) + estímulo de origen externo (sonido, luz, gravedad, rayos cósmicos, magnetismo terrestre).

3: energía alimenticia.

D: energía defensiva
M: energía motriz

– **Energía motriz** que alimenta todas las células del cuerpo y sobre todo nuestro sistema mecánico (movimientos de los miembros, peristaltismo), eléctrico (psiquismo, pensamiento), térmico (calor corporal), químico...

– **Energía defensiva:** blindaje electromagnético que protege nuestro cuerpo de las múltiples agresiones climáticas y microbianas.

El organismo es un todo indivisible, a imagen del universo, mezcla armoniosa de materia y energía.

EL EQUILIBRIO DE LOS TRES PILARES DE LA SALUD

La salud es un equilibrio delicado, difícil de reducir a una ecuación. Me ha parecido práctico simbolizarla como un edificio aguantado por tres pilares: **psíquico, mecánico y bioquímico.** Cada pilar es esencial; de la resistencia y del equilibrio de cada uno depende la solidez del conjunto. Cuando uno de ellos se debilita, todo el edificio se ve afectado y bascula hacia el desequilibrio, reparable en un principio (problemas energéticos, seguidamente funcionales y orgánicos reversibles), pero que tiende progresiva o brutalmente hacia la enfermedad orgánica irreparable.

La energía representa el cemento que mantiene la cohesión de cada piedra (células).

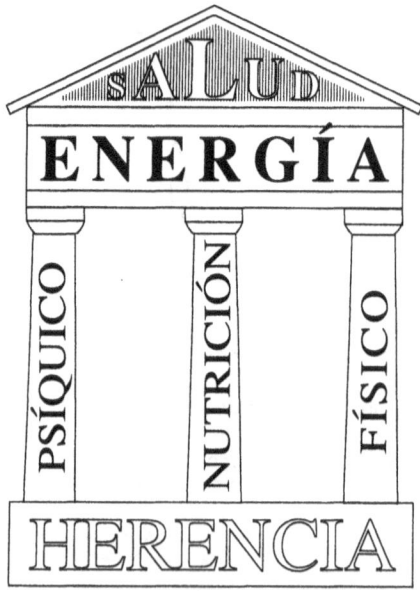

Los tres pilares de la salud

a) Tu psique: la predominancia del espíritu

Los orientales han establecido, desde hace siglos, la relación existente entre la psique y los órganos. Según ellos, cualquier perturbación psíquica repercutirá sobre el funcionamiento del órgano correspondiente (ver esquema de los Cinco elementos). Este fenómeno tiene un doble sentido y un órgano enfermo te ocasionará inversamente enfermedades psíquicas bien concretas. En ginecología, destacamos la importancia del hígado y del bazo sobre la sangre, los riñones sobre los huesos, la vesícula biliar sobre los espasmos musculares. Según esto, un estrés puede, fácilmente, provocar un espasmo en las trompas, reglas dolorosas... Actualmente, la psicosomática confirma esta antigua visión de la unidad cuerpo/espíritu.

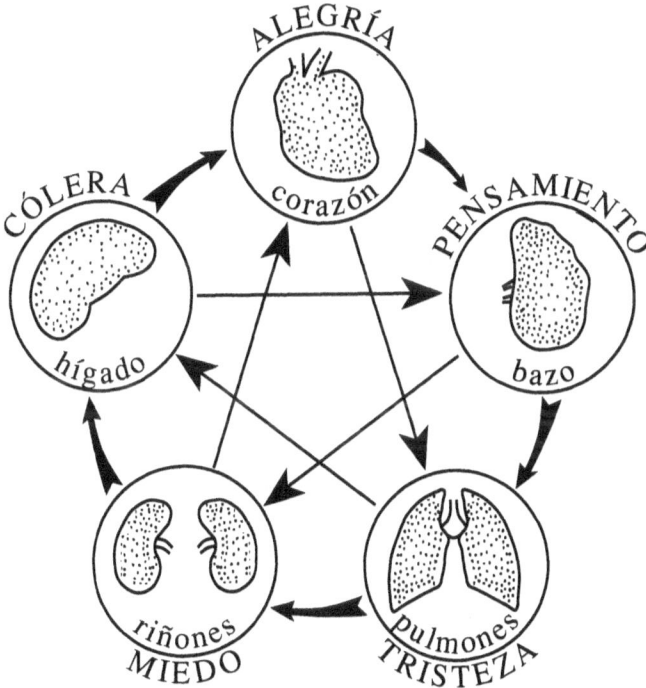

Las correspondencias psico-orgánicas

Tu psique: el papel de la mecánica

Las alteraciones mecánicas del cráneo, de la columna vertebral y de los órganos como consecuencia de posiciones defectuosas o traumatismos (golpes, caídas, accidentes, partos difíciles...) son el origen de **más de un 60% de las «enfermedades» funcionales.** Estas alteraciones (llamadas «lesiones osteopáticas») afectan indistintamente los huesos, los músculos, los órganos, el cráneo, la circulación sanguínea y nerviosa, el funcionamiento hormonal.

Otra causa menos conocida: los focos infecciosos o inflamatorios situados a nivel de los *dientes* o de las *cicatrices* quirúrgicas o por accidentes (después de un parto: desgarros, episiotomía, salpingitis...). Llamados **campos perturbadores,** pueden ser la causa de parásitos en el sistema nervioso, de inflamaciones, de infecciones o de dolores crónicos a menudo inexplicables a nivel de órganos o articulaciones situadas a distancia (ejemplo: dientes/vejiga, nariz/útero).

Tu laboratorio interno: la bioquímica

Las carencias minerales (sobre todo calcio y magnesio), en oligoelementos, aminoácidos o vitaminas, los excesos (de grasa, azúcares, carnes), los efectos secundarios de ciertos medicamentos y productos químicos... pueden provocar bloqueos orgánicos, nerviosos, hormonales, espasmos arteriales o musculares.

LOS MECANISMOS NATURALES DE DEFENSA

La homeostasis o la inteligencia del cuerpo

Frente a las múltiples agresiones externas, nuestro organismo posee la facultad de mantener su equilibrio fisiológico (salud): es la *homeostasis* que permite, por ejemplo:

– El mantenimiento de la temperatura corporal a unos 37°, a pesar de las variaciones estacionales.

– El mantenimiento de las constantes sanguíneas (glucemia, tasa de hemoglobina, número de glóbulos rojos y blancos...).

– El mantenimiento del pH (equilibrio ácido/base) tan importante

para la resistencia a las infecciones (los microbios patógenos son normalmente eliminados por la acidez del medio vaginal).
– La regulación del equilibrio nervioso y hormonal.
– El mantenimiento de la posición vertical por un ajuste constante de la tensión de cientos de pequeños músculos de la cabeza, de la columna vertebral y de los miembros inferiores.

Los orientales proporcionan el mejor ejemplo de esta extraordinaria organización por el **sistema de cinco elementos** (ver dibujo). A cada uno de los elementos que componen la vida (fuego, tierra, metal, agua, madera) corresponde un órgano, una víscera, un estado psicológico, una estación, una agresión climática, un órgano de los sentidos, un color, unos alimentos... Cada elemento está en relación constante con los otros (doble sistema de flechas), realizando un perfecto equilibrio llamado *salud*. Cualquier exceso o insuficiencia de energía de un elemento puede implicar perturbaciones (enfermedades) a nivel de sus componentes; por ejemplo, la madera corresponde a las afecciones del ojo y a los espasmos, el agua a la vejiga, a los riñones y a los huesos... Te será fácil, consultando este esquema, sentir la sutilidad de los mecanismos reguladores de la salud.

La resistencia a las agresiones

Siguiendo tu terreno, tu organismo está más o menos armado para defenderse de una agresión. Reacciona por un conjunto de manifestaciones psicológicas –o reacción de adaptaciones (estrés) que se traducen en:
– Una sensación de enfermedad.
– Una activación del sistema nervioso simpático, que provoca una aceleración del corazón y una constricción de los vasos de la piel y de las vísceras.
En un individuo con buena salud, después de un tiempo de adaptación, las modificaciones desaparecen, las secreciones se regularizan; el organismo ha «digerido» la agresión. El sujeto tónico, que posee un sistema nervioso simpático fuerte (sanguíneo o bilioso), se adapta más rápidamente a las agresiones que el sujeto linfático o nervioso (sistema simpático más débil).
Si la agresión persiste, cualquiera que sea tu terreno, tu organismo

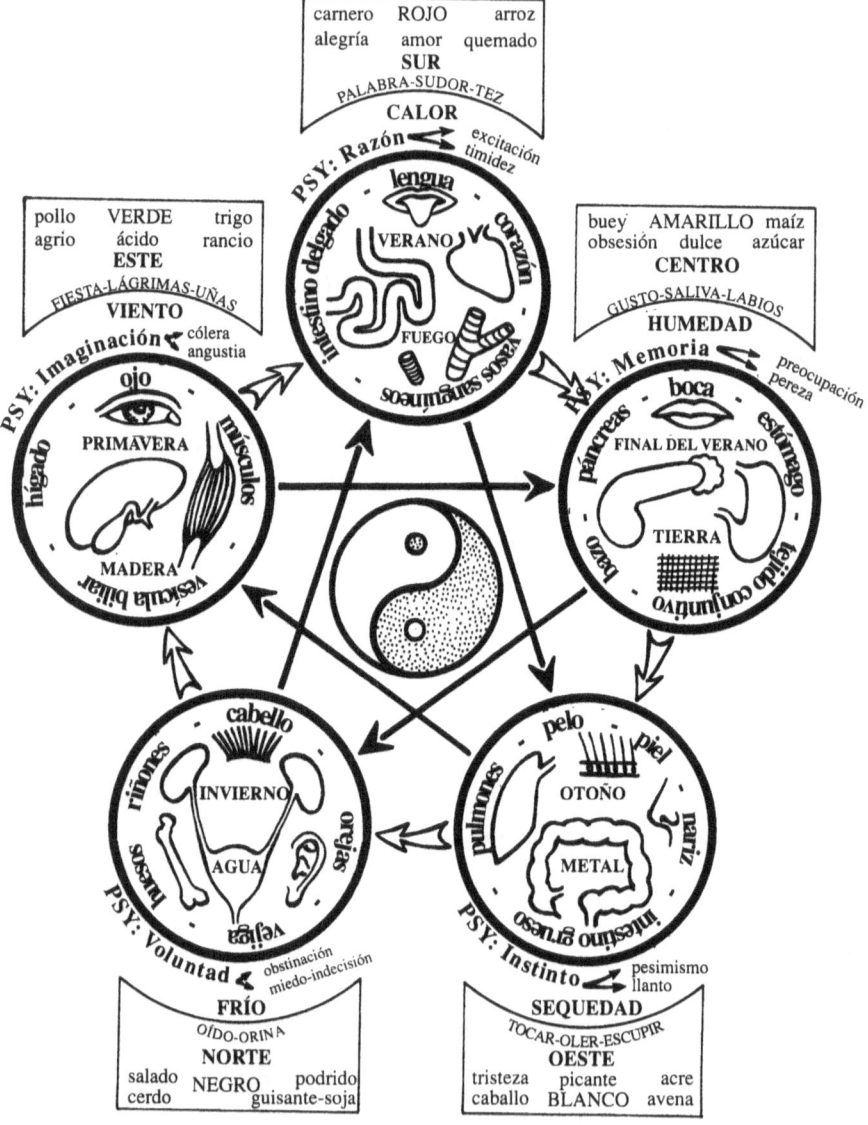

La homeostasis: los cinco elementos de la vida y sus correspondencias

está en condiciones de buscar en sus reservas de energía, de organizar la «resistencia».

Si el choque inicial es muy importante, brutal, o si la agresión se prolonga, si tus reservas de energía son insuficientes, tu capacidad de resistencia disminuye, tu sistema simpático se agota y eres más vulnerable a un nuevo ataque.

Es inútil buscar en los medicamentos llamados «recuperadores» la solución de un problema engendrado por una agresión, **si no descubres primero la causa.** Enmascarando esta causa con drogas, sólo debilitarás más tu nivel energético y puedes transformar una afección aguda en una afección crónica.

DEL DESEQUILIBRIO A LA ENFERMEDAD

La enfermedad evoluciona por niveles

Fase 1: el problema energético o funcional se traduce en dolores o enfermedades (ligeras o agudas) que sólo se curarán con ayuda de métodos naturales (acupuntura, osteopatía, plantas, homeopatía...).

Fase 2: si el organismo es incapaz de restablecer por sí solo el equilibrio y no se recurre a ninguna terapia que trate la causa del problema, la enfermedad se agrava hacia la inflamación y hacia alteraciones tisulares reversibles.

Fase 3: la destrucción irreversible del tejido se inicia para, finalmente, evolucionar hacia una enfermedad degenerativa (desgaste o esclerosis), o hacia una tumorización (benigna o maligna).

Saber reconocer los signos de alerta

1. PRIMERA CAUSA DE ENFERMEDAD: **el descenso de energía.** ¿Cómo reconocerlo? Se manifiesta por:
– Una *deficiencia inmunitaria*: repetidas inflamaciones e infecciones, aparición de enfermedades crónicas (inflamatorias o degenerativas).
– Un *estado depresivo crónico*, una fatiga excesiva, un «bajón» del tono físico y mental.

– Un *estado espasmódico general* (espasmofilia), ansiedad, angustia, opresión torácica...

– Un *descenso de la libido* (deseo y funcionamiento sexual).

Descontrol energético: el descenso de energía es fácilmente detectable por un acupuntor tradicional a nivel de los pulsos chinos, con el examen del ojo (iridiología), por la osteopatía a nivel del ritmo craneal.

Tratamiento: alimentación hipervitamínica y equilibrada, osteopatía craneosacra, ejercicios tonificantes de autoestiramientos, pensamientos positivos, acupuntura (moxas), magnetoterapia, aceites esenciales, plantas adaptógenas tonificantes, oligoelementos, homeopatía...

SEGUNDA CLASE DE ENFERMEDADES: **el bloqueo de la energía.** Aunque tu nivel de energía sea satisfactorio, es necesario que ésta pueda circular libremente por todo el cuerpo siguiendo los cables nerviosos, pero también en los meridianos de acupuntura para poder alimentar correctamente todos tus órganos. Cualquier bloqueo provoca la aparición, más o menos rápida, de problemas y síntomas físicos y psíquicos:

– *Dolores físicos:* inflamación articular y orgánica, contracturas y dolores musculares, tendinitis, migrañas, neuralgias, dolores orgánicos diversos...

– *Disfunciones orgánicas* por disminución de la energía, del influjo nervioso, de la circulación arterial, venosa y linfática, por problemas en los órganos de los sentidos (visión, olfato, oído, equilibrio), problemas sexuales.

– *Problemas físicos:* enfermedades, fatiga, agresividad, pérdidas de memoria, tristeza, lloro, melancolía, excitación, rumia...

Tratamiento: eliminación del bloqueo por osteopatía (bloqueo físico), psicoterapia (bloqueo psicológico), acupuntura (bloqueo energético), homeopatía (bloqueo vaccíneo o intoxicación)...

***

Ahora entiendes mejor que la **enfermedad no es una fatalidad,** sino la consecuencia de unas causas bien precisas. Puedes evitarla o controlarla aprendiendo a pensar de otro modo, respetando tu naturaleza y utilizando los métodos naturales que, juiciosamente asociados, convergerán para conservarte o devolverte la salud. La evolución de la salud hacia la enfermedad es, en la mayoría de los casos, felizmente reversible. El camino que conduce de la enfermedad a la salud es, sin embargo, largo y difícil, pero la elección de una terapéutica correcta, la voluntad de curación y la asiduidad son los elementos motores esenciales.

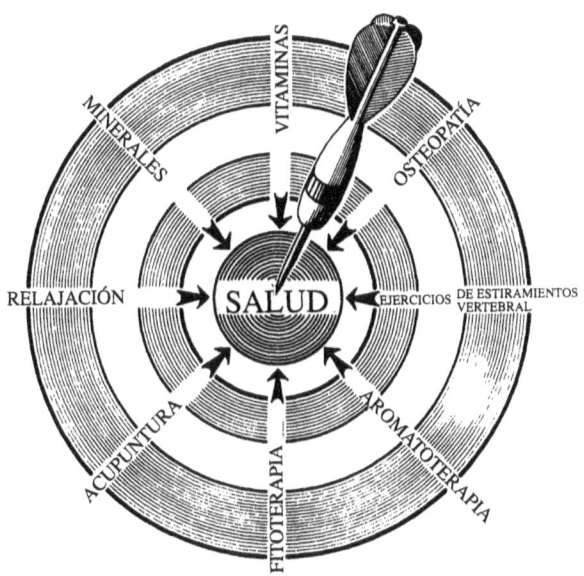

CAPÍTULO II

DE LA ENFERMEDAD A LA SALUD: LOS MÉTODOS NATURALES

Los diferentes métodos naturales se completan armoniosamente: todos contribuyen a restablecer el equilibrio psicosomático y convergen hacia un único objetivo: la curación. Ningún método puede, por sí mismo, regularlo todo; cada uno posee su campo de actividad, su zona de máxima eficacia, sus límites. La convergencia de las fuerzas de autocuración por el empleo simultáneo de varias técnicas normalmente es preferible y acelera la recuperación del estado normal.

Ciertos métodos puedes utilizarlos tu misma sin problema: dietética, utilización de plantas no tóxicas, hidroterapia, arcilla, complementos alimenticios, recetas de salud, ejercicios físicos fundamentales, respiración, baños de salud, relajación elemental, andar, natación... Los otros métodos necesitan el apoyo del especialista en medicina natural: osteopatía, acupuntura, homeopatía, naturopatía, fitoaromatoterapia, higienista, dietista, masajista, quinesiterapeuta, psico-relajador... o un profesor (gimnasia, yoga...).

***

De la teoría a la práctica: conociendo las principales causas de las enfermedades, te propongo, ahora, brevemente, unos principios de base referentes a la higiene y a las terapias naturales.

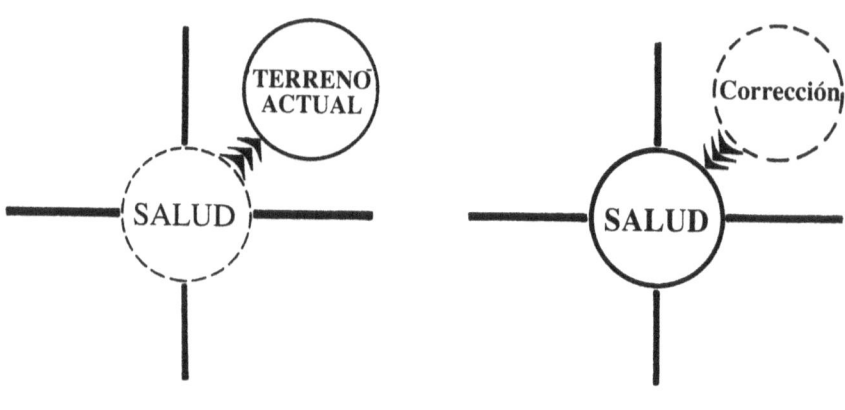

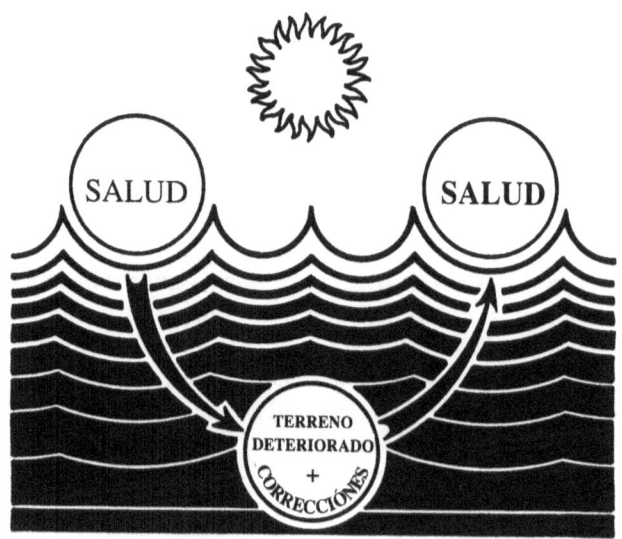

Objetivo del método natural: corregir las causas para crear de nuevo las condiciones favorables para la salud

EL LABORATORIO INTERNO: LA BIOQUÍMICA

La alimentación: la salud en tu plato

La alimentación es la base de tu equilibrio biológico: debe aportarte todos los elementos necesarios para la vida de tus células y favorecer también tus eliminaciones. Aprende a conocer mejor la dietética. *Desconfía de las modas alimenticias.* Sigue el consejo de un especialista competente (higienista-dietista, naturópata) antes de emprender un régimen restrictivo.

De la calidad de tus nutrientes depende la salud de tus células y la pureza de tu sangre.

DIEZ CONSEJOS BÁSICOS:

1. Equilibra tus comidas que deberán estar elaboradas a partir de productos frescos, preferentemente de *cultivo biológico:* verduras, proteínas, glúcidos, lípidos, legumbres verdes.

2. Evita las salsas y las cocciones grasas (las grasas quemadas son cancerígenas); decídete por las cocciones a **fuego lento**, al **vapor, estofados.**

3. Consume **pescado** (siempre tiene menos grasa que cualquier carne y es bueno para las arterias), y productos del mar (sobre todo ostras).

4. Aprende a **moderar tu apetito** y salir de la mesa cuando has saciado tu sensación de hambre. Atención a los abusos.

5. El agua es de gran importancia: tu cuerpo está compuesto en un 60-70% de agua; por lo tanto, es el elemento más importante de tu cuerpo. De la calidad del agua dependerá la de tu sangre, la de tu linfa y la del agua que baña tus células. El agua del grifo, a menudo demasiado clorada, te satura de sales minerales que provocará, con el paso del tiempo, un ensuciamiento humoral, principal factor de envejecimiento.

Bebe poco durante las comidas para no diluir tus jugos gástricos. Evita ciertas aguas minerales demasiado ricas en sales minerales que acabarán por irritar tus riñones y la vejiga, predisponiéndote a una cistitis y a la retención de agua (edemas, celulitis). Esfuérzate por **beber entre las comidas** agua de buena calidad, poco mineralizada.

6. Añade a tus ensaladas **cereales** y **granos germinados** (germen de trigo, soja, alfalfa) ricos en vitaminas y oligoelementos indispensables para tu equilibrio nervioso y hormonal.

7. **No consumas frutas ácidas durante las comidas,** sobre todo cuando tu menú incluya harinas o cereales. Su mezcla enlentece la digestión, favorece las fermentaciones, provoca hinchazón y gases que, a su vez, provocan compresión y dolor orgánico.

8. Consume regularmente, fuera de las comidas, zumos de fruta o legumbres frescas (aportan vitaminas y minerales asimilables).

9. Comprueba las etiquetas y rechaza los alimentos que contengan aditivos químicos (edulcorantes, colorantes de síntesis, conservantes...).

10. Evita los excitantes (alcohol, tabaco, café, té, chocolate).

Los complementos alimenticios

Ciertos alimentos naturales, a menudo olvidados, pueden consumirse regularmente y te proporcionarán, en forma concentrados, los elementos indispensables. Los encontrarás en las tiendas de productos dietéticos, en herboristerías o farmacias:

– Los **energéticos:** productos de la colmena (polen, jalea real), gomfrena (planta antiestrés, antifatiga física y psíquica, equilibrante hormonal y regenerador, de reciente descubrimiento), ginseng, eleutero-coco.

– Los **remineralizantes:** polvo de litotamne (alga marina rica en sales calcáreas y minerales asimilables), polvo de hueso, cola de caballo y bambú (ricos en silicio), dolomita (roca cálcica y magnésica), lechaza del pescado (fósforo)...

– Las **vitaminas:** levadura de cerveza viva (vit. B), polvo de acerola (cereza tropical muy rica en vit. C), polvo de urucú (vit.A), aceites de hígado de ciertos pescados (atún, bacalao, rodaballo; vit. A y D)...

– Ciertos **ácidos grasos:** contenidos en el aceite de onagra (útil en el tratamiento del síndrome premenstrual), de borraja, cártamo, salmón...

– **Oligoelementos:** aumentan la resistencia del organismo, antioxidantes, antienvejecimiento (zinc, selenio, germanio).

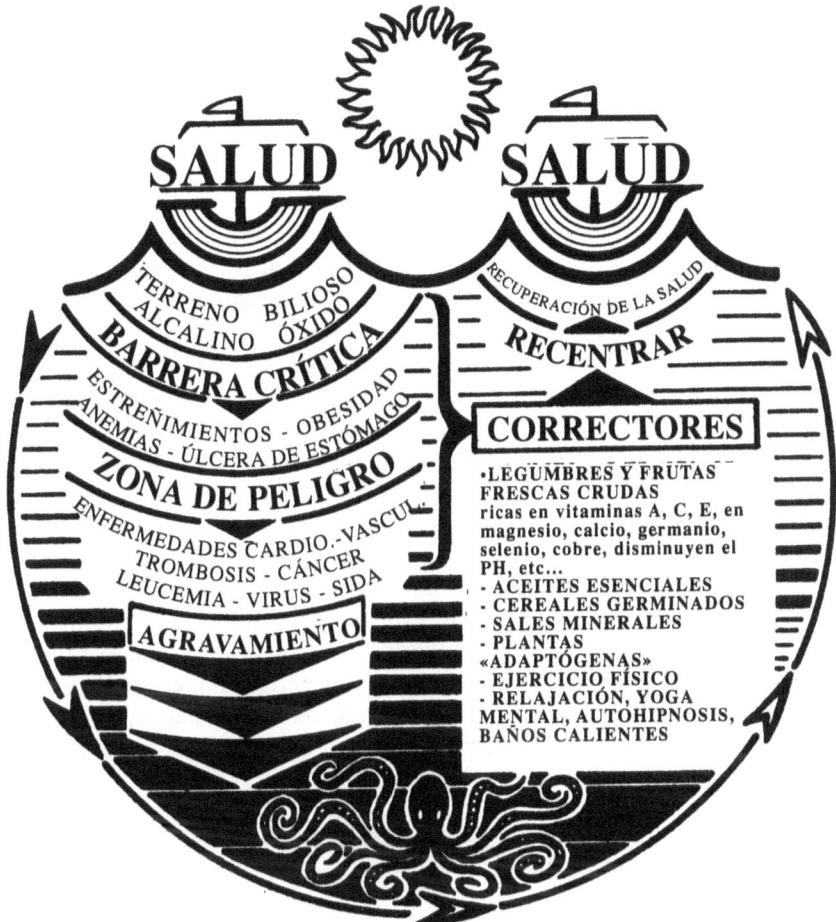

Las plantas de la salud

Las plantas conocen desde hace varios años un retorno a la popularidad bien merecido. Poseen las ventajas de los productos químicos sin sus inconvenientes y saben paliar diversos problemas específicos femeninos. En este libro sólo hablaremos de las plantas no tóxicas, utilizables sin riesgos ni efectos secundarios. Las plantas tóxicas utilizadas en medicina vegetal son muy útiles, pero estrictamente reservadas a los médicos que dominan perfectamente su uso.

Las *plantas de la salud*, llamadas también «simples» (no tóxicas), se utilizan desde hace miles de años y constituyen una medicina natural utilizable por todos, a condición de no abusar y de no interferir con un tratamiento médico químico

CONSEJOS PARA SU UTILIZACIÓN:

Las plantas deben ser tomadas en su estado natural, o bien en infusión, maceración o decocción, o bien en polvo integral. También pueden utilizarse en masajes después de la maceración en un cuerpo graso de calidad (aceite de almendras dulces, avellanas).

En fitoterapia, la automedicación puede ser peligrosa sobre todo si las plantas son tomadas al mismo tiempo que un tratamiento médico: hipotensores, anticoagulantes, antiinflamatorios, tranquilizantes, píldoras anticonceptivas... Un examen médico es imprescindible antes de iniciar un tratamiento natural fitoterapéutico, para prevenir posibles problemas. El uso de las plantas no es una panacea y no debe suprimir la búsqueda de las causas del problema, siguiendo los principios de la verdadera medicina natural.

Campo de acción de las plantas para los problemas femeninos: astenia, fatiga, debilidad, depresión después del parto, acaloramientos, celulitis y obesidad, caída del cabello, circulación (arterial, venosa y linfática; edemas, varices), colibacilosis, estreñimiento, couperosis, cistitis, problemas hepáticos (y sus consecuencias hormonales, nerviosas, circulatorias y digestivas), infecciones urinarias, lactancia, problemas de la menopausia, problemas nerviosos vegetativos, flujo.

TREINTA PLANTAS PARA LA MUJER:

Abreviaciones: (f.) = hojas – (fl.) = flores – (pl. ent.) = planta entera – (part. aér.) = partes aéreas – (vert. fl.) = vértice con flor – (ra.) = raíz – (sem.) = semillas – (A. E.) = aceites esenciales.

Aquilea media hoja (planta florida): sedante útero-ovárico, antiinflamatorio.

Aquilea alpina (part. aé.): facilita el parto, regula las menstruaciones, flujo, prurito vulvar.

Brezo (fl.): antiséptico y sedante urinario (cistitis, colibacilosis).

Gayuba (f.): inflamaciones urinarias, flujo.

Manzanilla romana (fl): facilita la menstruación, antiespasmódica, antiinflamatoria.

Grosella (f.): problemas circulatorios de la menopausia.

Consuelda (f. o ra.): astringente, cicatrizante (vaginitis, inflamaciones).

Alcaravea, comino, hinojo, anís (sem.): favorece la menstruación y la lactancia.

Estragón (f. y A.E.): principal antiespasmódico en las menstruaciones dolorosas.

Geranio Robert (part. aé.): astringente, indicado para las hemorroides uterinas.

Gomfrena (ra.): regulador hormonal, antiestrés, antifatiga, antienvejecimiento, fortalecedor sexual y general.

Hamamelis (fl): congestiones y hemorragias uterinas.

Lúpulo (cono): sedante general, flujo.

Brusco (ra.): piernas pesadas, edemas, reglas dolorosas, menopausia.

Ortiga blanca (part. aé., fl.): hemorroides, flujo, menstruaciones dolorosas.

Laminaria: reguladora glandular, menopausia y tercera edad.

Lapacho (madera de tallos jóvenes): depurativo, antiviral, antitumoral.

Lavanda (fl.): antiespasmódica, leucorreas, cistitis.

Hiedra trepadora (f.): descongestionante uterina, activadora de la función linfática.

Castaña de Indias (fruto): tónico venoso (hemorroides, varices), menopausia.

Muirapauma (tallos jóvenes y raíces): tónico afrodisíaco, antiestrés.

Ortiga picante (f.): hemorroides uterinas, menopausia.

Perejil (f., ra., sem., A.E.): regulador de la menstruación, obstrucción lechosa.

Cola de caballo (part. aé.): pérdidas sanguíneas, cistitis, desmineralización posmenopáusica.

Salicaria (part. aé.): regula la menstruación.

Salvia: menopausia, esterilidad, menstruaciones irregulares, preparación al parto.

Sauce blanco (candelilla): sedante general, menstruaciones dolorosas.

Caléndula (pétalos): regulador del ciclo, menstruaciones dolorosas.
Valeriana (ra.): acaloramientos.
Verbena officinale (f. y tallos): prepara para el parto, favorece la lactancia.
Viña roja (f.): circulación venosa y capilar, menopausia, menstruaciones dolorosas.

La yematerapia

Es una fitoterapia que utiliza las partes vegetales en crecimiento (yemas): brotes, brotes jóvenes y raicillas, que contienen los principios vitales que estimulan la regeneración de los tejidos humanos. Plantas utilizadas: secuoya, frambuesa, avellano, serbal...

Principales indicaciones: favorece la circulación venosa, linfática y arterial, regulariza el sistema nervioso, relaja la musculatura uterina, regula la función hormonal.

Los aceites esenciales (A.E.)

Muy eficaces en diversos problemas femeninos, los A.E. no ocupan aún el lugar que les corresponde. Son sustancias olorosas y volátiles extraídas de las plantas llamadas «aromáticas». Son productos naturales, a diferencia de las *esencias*, productos refinados o reconstituyentes impropios de la aromaterapia.

Los aceites esenciales son sintetizados por la planta a partir de rayos de sol (ultravioletas, luz blanca, infrarrojos...). Para que sean eficaces, deben identificarse químicamente con un *análisis cromatográfico*. Sólo algunos laboratorios pueden garantizar la calidad de sus productos: garantía de origen salvaje o de cultivo ecológico y garantía de producto final que debe ser **100% puro y natural.**

CAMPO DE ACCIÓN DE LOS ACEITES ESENCIALES:

Recuperación de energía: concentrados de energía solar, los A.E. forman parte de los productos naturales energéticos, es decir, recargan las «baterías energéticas» de todo el organismo. Acidifican el terreno (microbios y virus se mueren o no pueden desarrollarse), aumentan la resistencia de la sangre y de los líquidos del cuerpo (la resistencia es el índice de la pureza de un líquido) y luchan contra la oxidación y el envejecimiento.

TREINTA ACEITES ESENCIALES PARA LA MUJER:

Artemisa (pl.) *Artemisa abrorescens*: antialérgica, antiinflamatoria.

Artemisa (pl.) *Artemisa vulgaris*: favorece y regula la menstruación.

Basilisco tropical *Ocimum basiliscum*: antiespasmódico, antiviral, descongestionante.

Naranja amarga (f.) *Citrus aurantium*: antiespasmódica.

Madera de rosa *Aniba rosaedora*: antiinfecciosa, antiinflamatoria, cicatrizante, energética (muy rica en linalol), estimulante sexual.

Manzanilla matricaire o alemana *Matricaria chamomilla*: antiinflamatoria, calmante, desinfectante, antiespasmódica.

Manzanilla noble o romana *Anthemis nobilis*: antiinflamatoria, calmante, desinfectante, antiespasmódica.

Copaiba o copahu *Copaifera*: se utiliza como bálsamo natural (oleorresina). Tónica, antiifeccios a antiinflamatoria, piel (acné) y articulaciones (artritis, artrosis, masaje deportivo); puede servir como base para mezclas sinérgicas para masajes.

Ciprés *Cupressus sempervirens*: específico para la circulación venosa con **lentisco**.

Eucaliptus radiata: energético, muy bien tolerado por la piel. Recarga de energía vital.

Estragón *Artemisia dracunculus*: antibactericida, importante antiespasmódico aconsejado en aplicación externa en menstruaciones dolorosas, fluidificante sanguíneo.

Hinojo *Foeniculum vulgare*: antiespasmódico, digestivo, para la lactancia.

Geraneo rosat *Pelargonium graveolens*: antiinflamatorio, antiespasmódico, antimicosis, energético y equilibrante nervioso.

Helichryse italiano: antiinflamatorio, antiinfeccioso, antiespasmódico, equilibrante del sistema nervioso.

Lavanda verdadera *Lavandula vera*: antiespasmódica, antiinfecciosa, antiinflamatoria, descongestionante.

Lavanda aspic *Lavandula aspica*: antiinfeciosa, antiinflamatoria, antimicosis.

Niaouli *Maleleuca quinquinervia viridiflorolifera*: antiinfecciosa, antiviral, descongestionante venoso, regulador hormonal, radioprotector (calma lạs quemaduras tisulares de los rayos X).

Orégano compacto *Origanum compactum*: importante antimicrobiano.

Palmarosa *Cymbogopon martini*: muy bien tolerada por la piel.Tónica, energética. Indicada en las mastosis (asociada o en alternancia con el **salvia esclárea**).

Patchouli *Pogostemon patchouli*: descongestionante y tónico nervioso. Antihongos y antiacné.

Perejil *Petroselinum sativum*: acción beneficiosa sobre las menstruaciones, problemas circulatorios.

Pino silvestre *Pinus sylvestris*: antiséptico, refuerza las defensas inmunitarias, estimula las glándulas suprarrenales, drena y desintoxica el aparato génito-urinario (equivalente a *Picea mariana*)

Ravensare *Ravensara aromática*: energética, bactericida y antiviral, equilibrante general del sistema nervioso.

Romero *Rosmarinus officinales* alcanforado: descongestionante.

Romero a la verbena: regulador hepático-vesicular y del ciclo menstrual, desinfectante. Los romeros no deben utilizarse en la mujer embarazada.

Ajedrea de las montañas *Satureja montana*: gran desinfectante y antimicótico (*candida albicans*), tónico general, energética, afrodisíaca(?).

Salvia esclárea *Salvia sclarea*: estimula la circulación venosa, estimulante hormonal de los ovarios, antiespasmódico, antiinflamatorio, antimicótico, afrodisíaco (').

Tomillo al linalol *Thymus linalolifera*: antiinfecciosa, antiviral, antiespasmódica, tonifica el sistema nervioso uterino. Aconsejado para los niños ya que es muy suave para la piel.

Ylang-ylang *Cananga odorata*: estimulante de los ovarios, regulador del sistema nervioso.

Las **hidrosis aromáticas** son soluciones acuosas que contienen muy poca cantidad de A.E.; son muy suaves y pueden aplicarse sin problema en los niños y a nivel de las mucosas y los ojos.

Consejos prácticos: desaconsejo la utilización oral para los niños. Atención a los A.E. fotosensibilizantes: bergamota, limón (provocan la aparición de manchas oscura indelebles).

Cómo utilizarlos para conseguir su máxima eficacia: tu piel posee un filtro natural capaz de absorber sustancias útiles, pero mal toleradas por el estómago, los intestinos y el hígado. Al ser muy asimilables, los

A.E. penetran rápidamente a través de la piel y circulan por vía sanguínea por todo el organismo. Untarás suavemente la región abdominal, mezclando A.E. con aceite de recino, de almendras dulces o de avellanas. Un fitoaromaterapeuta te podrá aconsejar otras formas de utilizarlos (inhalaciones, óvulos, grageas, supositorios) justificadas con exámenes de laboratorios especializados (cultivo de semillas, aromatograma, perfil proteico).

Los **baños aromáticos** asocian la hidroterapia a los A.E. Practicados de dos a tres veces por semana, siguiendo los consejos de un terapeuta que te confeccionará un cóctel adaptado a tu terreno, te:

– elevarán artificialmente la temperatura, dilatando los vasos capilares, acelerando la circulación sanguínea lo que permitirá la destrucción de los microorganismos patógenos y de los desechos celulares;

– favorecerán la evacuación de las toxinas por la piel y aliviarán los emuntorios (riñones, hígado, pulmones);

– permitirán una más rápida penetración de los A.E.

La práctica de los baños aromáticos es una aconsejable técnica de salud que contribuye a la lucha antimicrobiana y antitumoral. Están contraindicados en caso de varices importantes, de llagas ulcerosas y en ciertas patologías cardíacas.

Técnica del baño: preparar un baño a 37°. Añade, justo antes de entrar, de 20 a 30 gotas de una mezcla de A.E. adaptados a tu terreno. Duración máxima 15 mn. En caso de infecciones agudas, se aconsejan varios baños al día.

La homeopatía

Inventada por Samuel Hahnemann, la homeopatía parte del principio que toda sustancia susceptible de provocar a altas dosis ciertos síntomas en un hombre sano, será capaz, diluida a dosis infinitesimales, de aliviar y curar los mismos síntomas en un hombre enfermo. Los éxitos de la homeopatía son numerosos y se ha ganado la confianza de millones de enfermos que la utilizan. La idea de terreno es esencial para el homeópata que adapta el tratamiento a la personalidad y a lo vivido por el sujeto.

La organoterapia

Utiliza extractos tisulares y glandulares de embriones animales diluidos y dinamizados para actuar sobre los diferentes órganos del cuerpo humano. Por su inocuidad, este método permite estimular, ralentizar o regularizar el funcionamiento orgánico.

Indicaciones de la organoterapia: todos los problemas femeninos pueden beneficiarse de esta terapéutica que posee pocas contraindicaciones:

– regenera las arterias, venas y capilares;

– estimula, regulariza o frena el hipotálamo y la hipófisis actuando sobre el ovario, el hígado, el riñón, etc.;

– regenera la mucosa uterina, relaja los espasmos...

La oligoterapia

Los oligoelementos juegan en el organismo un papel primordial en la regulación de los procesos biológicos. Son catalizadores indispensables para el buen desarrollo de las reacciones químicas celulares que participan en la defensa, en la respiración y en la nutrición celular, en la lucha contra los agentes del envejecimiento, los radicales libres, los tóxicos, los microbios patógenos. No actúan por su cantidad, sino sólo con su presencia. Los oligoelementos están compuestos esencialmente de zinc, cobre, manganeso, selenio, cobalto, litio, arsénico, germanio, etc.

Las recetas para la salud

Útiles de conocer y fáciles de encontrar en cualquier buen libro sobre el tema. Has de saber, antes de utilizarlas, que enfermedad padeces. Una receta no puede pretender curar, todo lo más aliviarte, descongestionar un órgano, drenar (los riñones, el intestino, el hígado), tonificar o calmar tu sistema nervioso. La medicina es tan compleja que el consejo de un especialista nunca está de más. Seguidamente, ya puedes aplicarte las recetas indicadas para tu caso particular.

– La **arcilla**: muy útil para descongestionar un órgano; cataplasma frío (existen ya preparados). Útil también en utilización interna para limpiar el tubo digestivo, luchar contra las fermentaciones y los gases, fuente de inflamaciones y de infecciones ginecológicas.

– La **digitopuntura**: muchos puntos eficaces para aliviar dolores, calmar los nervios.

– Las **moxas**: indispensables para darte energía.

– Los **imanes flujos**: la magnetoterapia es muy eficaz para luchar contra las inflamaciones y los espasmos (debes conocer bien tu anatomía).

LOS MÉTODOS QUE TRATAN EL CUERPO: LA ENERGÍA Y LA MATERIA

La acupuntura tradicional

Nacida en China 2000 años a. de J.C., la acupuntura es un arte de curar integrado en la medicina tradicional oriental, arte unido a las originales concepciones de un sistema de pensamiento, basado en las estrechas relaciones existentes entre el hombre y su entorno. La medicina oriental ha sido la primera en comprender la necesidad de la autogestión de la salud, el respeto de los ritmos de la naturaleza, la dietética, el ejercicio físico y el importante papel que juega nuestra actitud mental en el desencadenamiento y la curación de las enfermedades.

La **acupuntura para los problemas femeninos**: este elaborado método se basa en el establecimiento de un balance energético que consiste en un estudio del estado general del individuo y de sus diferentes órganos, de la circulación de la sangre y de la energía. La idea de ciclo es particularmente importante en la acupuntura, ya que permite, según la estación y el horario de los problemas, conocer y cuidar el órgano afectado.

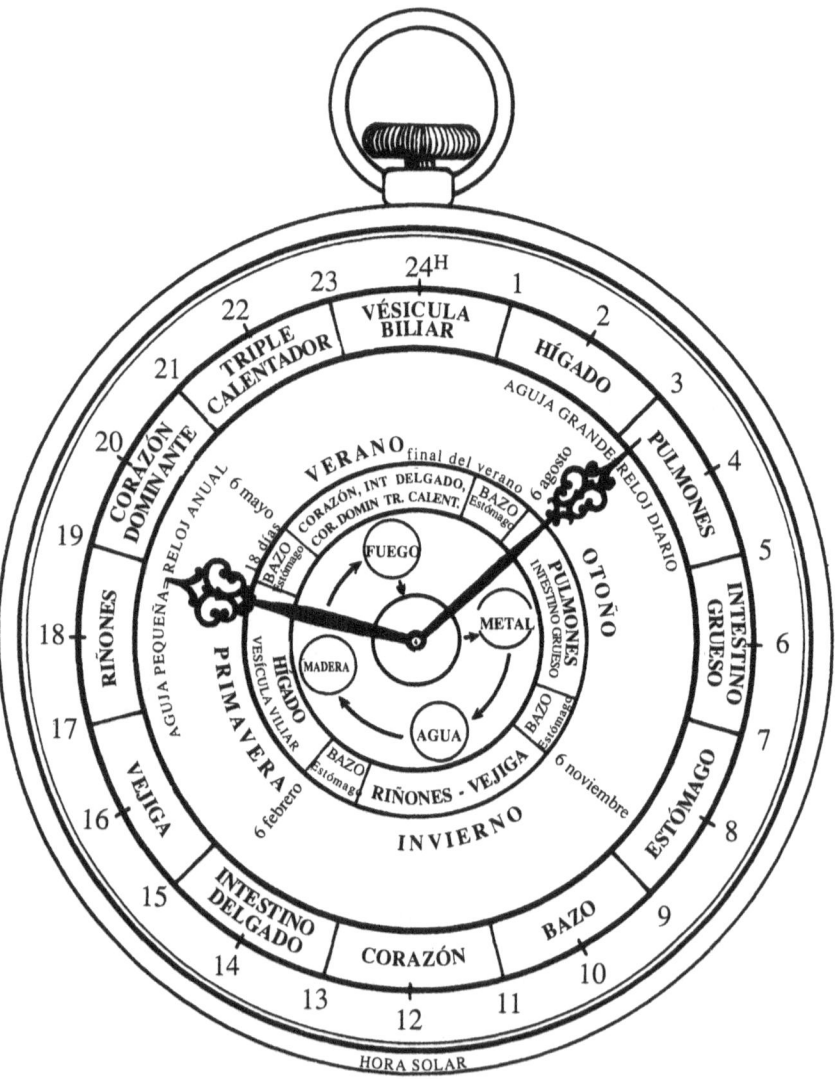

El **reloj biológico**: da la correspondencia entre las horas solares, las estaciones (ver también el cuadro de los Cinco elementos) y el funcionamiento de cada órgano; por ejemplo, el hígado está en su máximo de funcionamiento (energía) entre la 1 y las 3 horas y en la primavera.

¿Qué puede hacer el acupuntor? El papel del acupuntor consiste en restablecer la energía, hacer circular la sangre y la energía, regular el equilibrio mental, nervioso y endocrino por las moxas, las agujas, el masaje, las plantas, la dietética, la gimnasia y los métodos manuales articulares.

ACUPUNTURA PARA LOS PROBLEMAS FEMENINOS:

– Problemas menstruales: menstruaciones dolorosas o irregulares, problemas premenstruales, ciertas amenorreas.

– Dolores funcionales pelvianos y mamáreos.

– Ciertos problemas sexuales de origen psíquico.

– Esterilidad funcional, falsos embarazos repetidos.

– Problemas urinarios; cistitis, eneuresis.

– Problemas circulatorios.

– Problemas psicológicos: desequilibrios neurovegetativos, bajadas de energía, insomnio, ansiedad, depresión nerviosa (sobre todo después del parto).

La osteopatía ginecológica: aspectos fundamentales

La osteopatía es una medicina natural manual creada en los Estados Unidos hace más de 100 años. Cubre tres aspectos: osteopatía *estructural* (vértebras y miembros), *craneana* (suturas del cráneo y membranas del cuerpo o fascias) y *visceral* (todos los órganos, pero sobre todo del campo ginecológico). Es una **medicina de las causas** que se basa en la búsqueda de las causas mecánicas de las enfermedades (llamadas «lesiones osteopáticas») que bloquean la circulación de la energía, de la sangre y del influjo nervioso, lo que conlleva un disfuncionamiento de los órganos. Estas lesiones pueden producirse a nivel de las articulaciones de la cabeza, de la columna vertebral, de los miembros, pero también de los tendones, de las fascias (membranas del cuerpo) y de los órganos. La osteopatía es un **método suave**, que puede aplicarse también en los niños, mujeres embarazadas y personas mayores.

La osteopatía visceral es particularmente eficaz en diversas afecciones ginecológicas. Incluye técnicas de movilización y manipulaciones de órganos génito-urinarios, así como ejercicios específicos.

INDICACIONES DE LA OSTEOPATÍA EN GINECOLOGÍA:
– Problemas neurovegetativos y endocrinos, esterilidad.
– Problemas dolorosos ginecológicos.
– Problemas urinarios: cistalgias, incontinencia (muy eficaz), incluso problemas de las personas mayores.
– Problemas circulatorios venosos y linfáticos, hemorroides.
– Infecciones, flujo.
– Ptosis, sobre todo del útero, vejiga, colon, pero también de los otros órganos.

Hemos de resaltar que muchos dolores lumbares tienen como origen un padecimiento a nivel ginecológico que puede tratarse por la osteopatía.

Las reflexoterapias

Consisten en aplicar sobre ciertas zonas del cuerpo, excitaciones mecánicas para estimular las terminaciones nerviosas y provocar, por vía refleja, una acción de excitación o de relajación sobre los diversos órganos en correspondencia con la zona.

La **simpaticoterapia** es de gran utilidad en ginecología. Consiste en efectuar, a nivel de la mucosa nasal, unos «toques» más o menos centrados en las zonas que corresponden a los órganos genitales o al sistema nervioso. Se aconseja para los desarreglos del sistema simpático y parasimpático. La utilización de aceites esenciales permite aumentar la eficacia del tratamiento.

La auriculoterapia, la podorreflexología, la vertebroterapia de Abrams (percusión de las zonas reflejas de las vértebras), el masaje reflejo del tejido conjuntivo cutáneo constituyen técnicas complementarias muy interesantes cuando se aplican en el cuadro general de una reconstitución del terreno. Utilizadas solas sólo tienen un efecto momentáneo y no tratan la causa.

Mantén y mejora tu físico

No puede haber buena salud sin una actividad física regular. La inactividad física, conlleva ineluctablemente en la mujer, a corto o largo plazo, a la aparición de diversos problemas: debilitación de la columna vertebral, artrosis, fatiga, problemas circulatorios, ptosis, desarreglos nerviosos y hormonales, desmineralización precoz... De la calidad de tu osamenta y de tu musculatura depende la salud de tus órganos.

No hay edad para empezar. Si nunca has hecho ejercicio, consulta con un especialista (quinesiterapeuta, profesor de hatha-yoga, de gimnasia suave) que te indicará los ejercicios adecuados según tu edad y tu morfología. Además, los acompañarás de una actividad de resistencia media (marcha, jogging o natación).

Efectos positivos del ejercicio físico:
– Conservación o recuperación de la flexibilidad y de la robustez de tu columna vertebral y de tus articulaciones (fijación del calcio en los huesos: retrasará la aparición de la osteoporosis).
– Mantenimiento de una respiración diafragmática amplia, de un corazón tónico y resistente al esfuerzo que mejorará la circulación arterial, venosa y linfática.
– Músculos y fascias (membranas que envuelven y unen las diferentes partes del cuerpo) más resistentes, que disminuyen el riesgo de ptosis (vejiga, útero o matriz, intestinos, estómago...).
– Mejor equilibrio nervioso y endocrino para una correcta oxigenación de las células del cerebro y eliminación de toxinas por transpiración durante el esfuerzo.
– Mejora de la circulación sanguínea y mejor funcionamiento de los órganos, por lo que se obtendrá una mayor resistencia a las infecciones y a los tumores.
En conclusión, el ejercicio físico evita el deterioro arterial, **mantiene la juventud** de todas las células del cuerpo y favorece el **enlentecimiento del envejecimiento** físico y mental.

PROGRAMA MÍNIMO BÁSICO:
Los ejercicios siguientes representan un programa de 10 min al día, adaptable a todas las edades. Las agujetas son normales al principio. Punto básico: **no forzar jamás ni fatigarse.**

1. Columna vertebral

Ejercicio evolutivo nº 1: *aprende a estirarte verticalmente.*
Objetivo: mantener o recuperar una buena columna vertebral, desbloquear el diafragma, subir los órganos, aumentar la energía.
Técnica: prueba sobre un taburete. La parte posterior de la cabeza, la espalda y la región lumbar pegadas a la pared, manos planas encima de los muslos, con las palmas hacia arriba. Siéntate correctamente; concéntrate en tus sensaciones. Intenta crecer como si tu cabeza se elevara en el aire, como si fuera un globo, mentón hacia dentro. La columna se estira, el vientre se esconde, los pequeños músculos raquídeos profundos enderezan tus curvaturas, tus órganos suben automáticamente, arrastrados por el diafragma. Permanece en esta posición de estiramiento durante 3 ciclos respiratorios, inspira y espira lentamente. Relájate suavemente del estiramiento. Repite dos o tres veces el primer día, hasta llegar a 10 series seguidas.

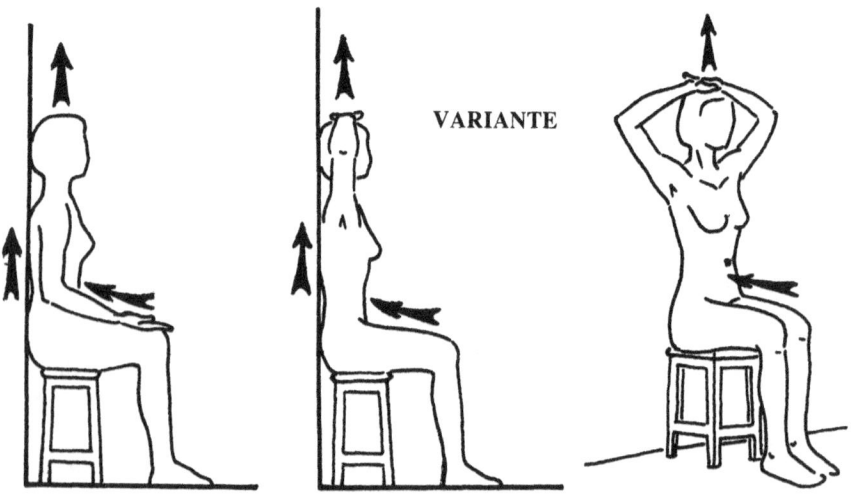

Cuando este ejercicio te parezca fácil, puedes añadir la siguiente variante: manos en la cabeza, palmas hacia el cielo, espira escondiendo el vientre al máximo y mantén los pulmones vacíos un momento. Relájate.

Después de algunos ejercicios, notarás un bienestar general, una relajación a nivel del plexo solar y una flexibilidad en los músculos y articulaciones de la espalda.

Ejercicio nº 2: *ejercicio de Perrin, posición completa.*

Colócate frente a una pared, a una distancia de unos cuatro pies. Extiende los brazos hacia delante y apoya las manos planas en la pared, manteniendo los codos extendidos. Empuja tus nalgas hacia atrás con suavidad, bajando el pecho hacia el suelo, hasta que notes una tensión en la espalda y en la zona posterior de los muslos.

Mantén esta posición durante 10 segundos respirando tres veces con el vientre. Relájate del estiramiento sin cambiar la posición de la espalda. Repite diez veces.

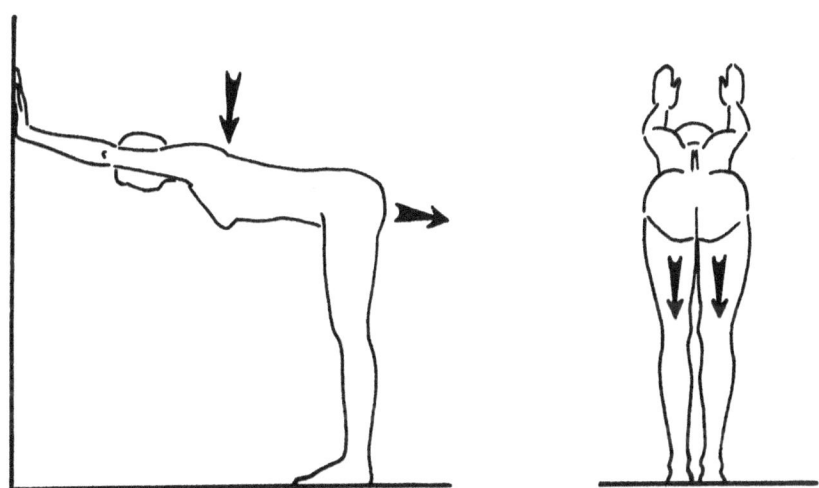

2. Circulación sanguínea y linfática

Gimnasia circulatoria: es indispensable irrigar bien tu zona ginecológica. Realiza cada noche una postura favorable para la circulación de retorno, si deseas aliviar tus piernas y tus órganos. Une las posturas a duchas alternas frías/calientes cada noche y a baños aromáticos (tres veces a la semana).

Ejercicio nº 3: aprende posturas de yoga fáciles de realizar. Es desaconsejable para las mujeres con artrosis, con problemas cardíacos y desmineralizadas.

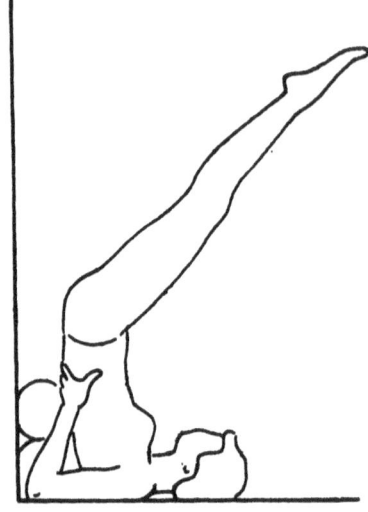

Ejercicio nº 4: *ejercicio de postura polivalente.*

Para las personas que no pueden ejecutar la posición anterior, practicar cada noche una postura sobre plano inclinado. Compra una plancha de 2 m de largo y 0,40 ó 0,60 m de ancho. Coloca un extremo en el suelo y eleva el otro entre 30 y 70 cm del suelo. Estírate con la cabeza en la zona baja sobre un cojín, dobla las rodillas o coloca un cojín debajo.

Práctica: respira profundamente con el vientre. Recuerda que, durante la espiración, debes soplar escondiendo el vientre; es el tiempo activo más importante del ciclo respiratorio. Intenta mantener los pulmones vacíos durante unos segundos, que contarás mentalmente para medir tu progreso, seguidamente la inspiración se realiza sin esfuerzo. Mantén esta posición al menos 15 min cada noche.

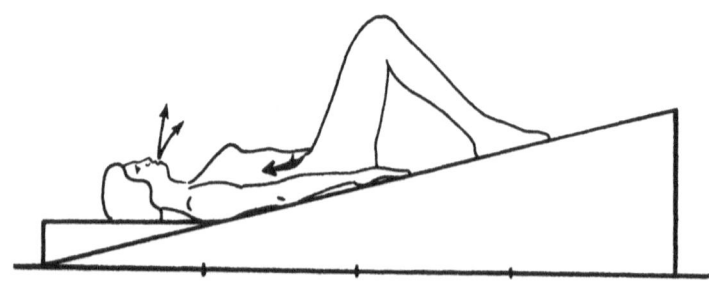

Para las ptosis o caída de órganos (intestinos, vejiga, útero): partiendo de la misma posición de inicio, súbete manualmente cada órgano en cada espiración según te ha enseñado tu osteópata. Practica este ejercicio 15 minutos cada noche.

3. Tonificar tu perineo

Ejercicio nº 5: ver en la segunda parte, capítulo *Las ptosis.*

LAS TÉCNICAS DE LA MENTE

A lo largo de este libro, constatarás la importancia que se ha dado a los métodos que ayudan a un control de la mente. En efecto, basta con analizar las enfermedades que pueden ocasionar los conflictos afectivos para darnos cuenta de la importancia de nuestro psiquismo. Aquí me limitaré a indicar unos principios básicos.

Los orientales (chinos, hindúes, japoneses) practican desde hace miles de años, técnicas de dominio mental gracias a los métodos de relajación. Los europeos se benefician actualmente de la influencia oriental, gracias a los métodos de relajación. Si formas parte de los millones de consumidores de tranquilizantes y otros sedantes nerviosos, has de saber que puedes desintoxicarte si realmente lo deseas, gracias a las técnicas de relajación aprendidas con ayuda de un experto.

Aprender a relajarse es poder tomar conciencia de uno mismo y de los otros, proporcionar al cuerpo y al espíritu un momento de total reposo, que permite una mejor circulación de la energía y una relajación de los espasmos nerviosos.

La práctica de una técnica de relajación potencializa el efecto de los otros tratamientos naturales, facilita el dominio del cuerpo y de la salud. La carencia de control mental es un mal de nuestra sociedad que sólo piensa en desarrollarse y crea una plétora de enfermedades nuevas que los medicamentos no siempre pueden solucionar.

Técnicas utilizadas: relajación dinámica de Jacobson, tratamiento autógeno de Schultz, sofrografía, autohipnosis, yoga mental, musicoterapia...

Indicaciones: todos los problemas psicosomáticos, los estados espasmófilos, las deficiencias inmunitarias, inflamaciones e infecciones ginecológicas crónicas; los dolores pelvianos o mamáreos que tienen como origen espasmos musculares.

Las técnicas de psicorrelajación deben entrar en el cuadro de una recuperación general del terreno.

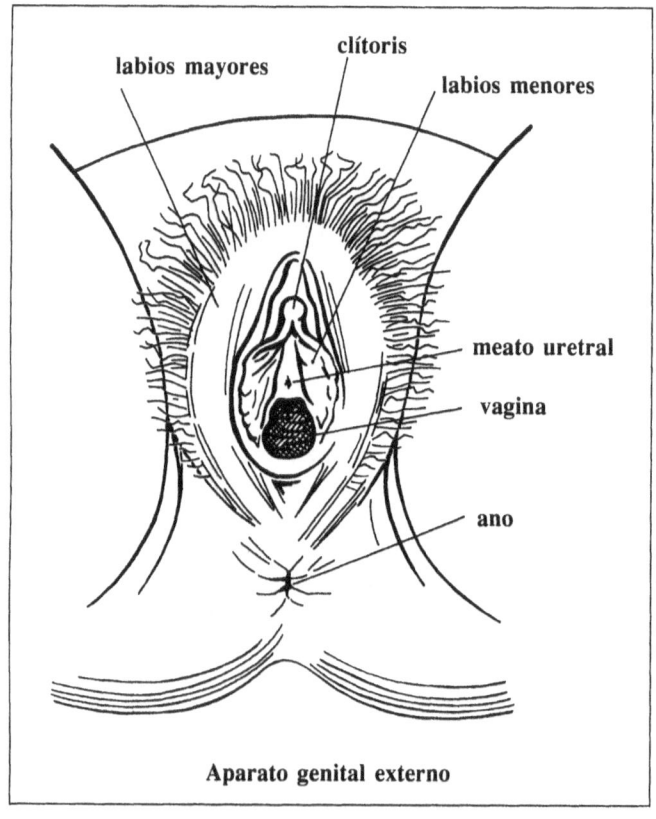

Aparato genital externo

CAPÍTULO III

EL APARATO GENITAL FEMENINO Y EL PROCESO DE PROCREACIÓN

Hasta las 6 semanas, el embrión humano es indiferenciable, es a la vez hombre y mujer. A los 5 meses, se forman los elementos musculares de los conductos genitales.

Los órganos genitales de la mujer comprenden la vulva, la vagina, el útero, las trompas de Falopio, los ligamentos y el tejido conjuntivo de la pelvis, los ovarios, las glándulas sexuales anexas y los senos. Todos ellos están bajo el control de las glándula *hipófisis*, director de orquesta endocrino, influenciada a su vez por el hipotálamo y el cerebro.

ÓRGANOS GENITALES EXTERNOS

La **vulva** comprende el conjunto de órganos externos:

– Una región central en forma de embudo, limitado en las niñas por el *himen*, membrana que se rompe en las primeras relaciones.

– Alrededor de este agujero, dos repliegues: *los labios mayores y menores*, ricos en glándulas sebáceas.

– El *clítoris*, el equivalente femenino del pene masculino, órgano eréctil de unos 5 mm.

– Por debajo de él se abre el *meato uretral*, por el que se elimina la orina.
– Unas glándulas anexas, *las glándulas de Bartholin*, fácilmente inflamables (bartolinitis); de la medida de un guisante, juegan, con su secreción, un papel lubrificantes.

ÓRGANOS GENITALES INTERNOS

La vagina

Conducto muscular de 7 a 9 cm de largo, sigue a la vulva y se sitúa entre la vejiga (delante) y el recto (detrás). Continúa en su parte más profunda con el *cuello del útero*. Debajo de la mucosa del orificio de la vagina, unos plexos venosos llamados *cuerpos cavernosos* son los responsables, junto con el clítoris, de la sensibilidad durante las relaciones sexuales. La vagina es un medio normalmente húmedo y ácido donde vive el *bacilo de Dodelein*, encargado de mantener esta humedad. Los tratamientos abusivos con antibióticos destruyen este «microbio bueno» y favorecen la proliferación en su lugar de micosis y otras infecciones esencialmente debidas a los medicamentos (enfermedades iatrógenicas).

El útero

Es un músculo cruzado en forma de pera, de 10 cm de largo, más ancho en el fondo (donde desembocan las *trompas de Falopio)* y que se estrecha a nivel del cuello. Se compone de dos partes con funciones diferentes: el *cuerpo* y el *cuello* separados por una parte estrecha: el *istmo*. El cuello secreta la *flema cervical*, elemento esencial de la fecundación y de la protección del útero contra las infecciones. La parte interna del útero está tapizada por una mucosa llamada *endometrio* que está sometida a las modificaciones cíclicas que la preparan para la fecundación.
La posición del útero en relación a los órganos vecinos es muy importante. En condiciones normales, está orientado hacia delante (70% de los casos), apoyándose ligeramente en la vejiga. En un 30% de los casos, se encuentra apoyado sobre la vejiga *(anteroversión o anteversión)*, o apoyado en el recto *(retroversión)*.
El útero es un **órgano muy móvil**, suspendido en la cavidad abdominal por un conjunto de ligamentos. Su desplazamiento permanente (malposi-

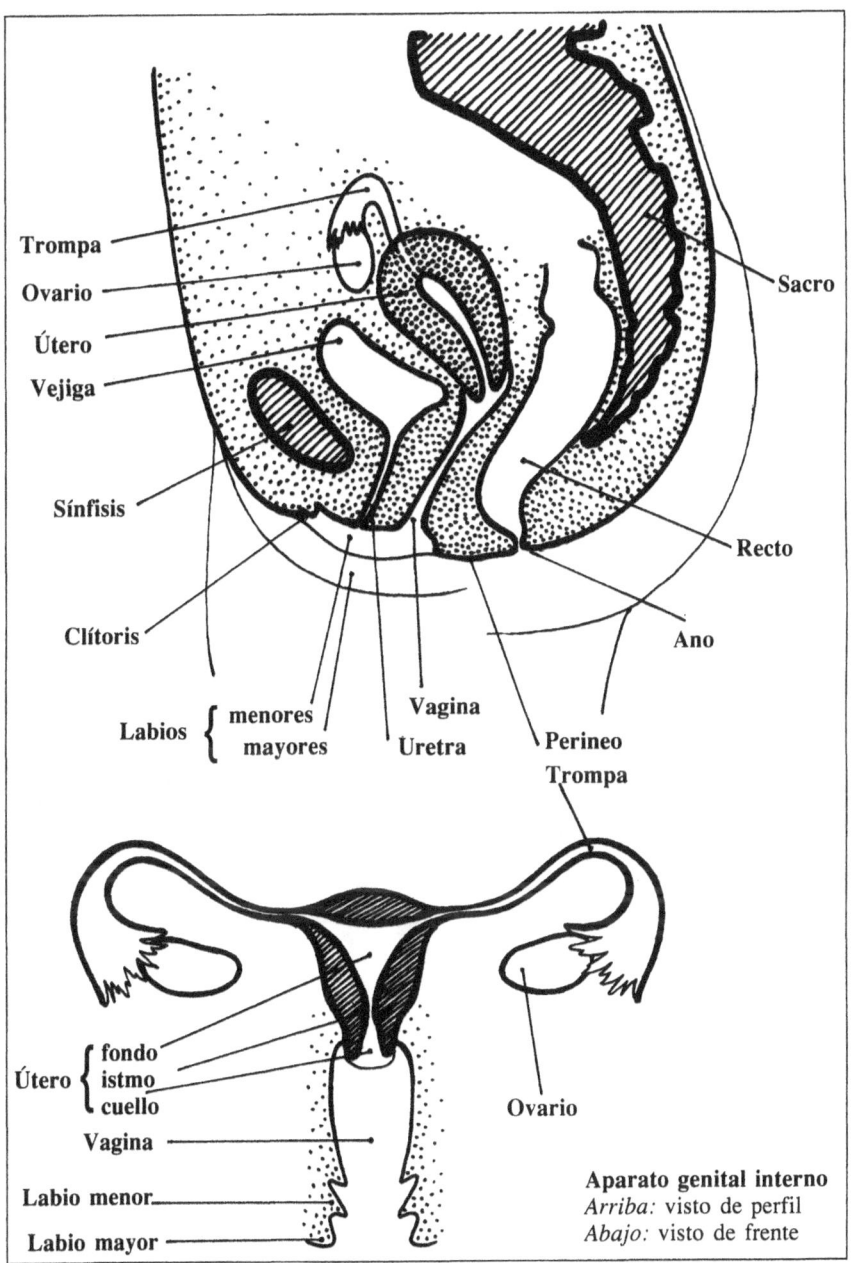

Trompa

Ovario

Útero

Vejiga

Sínfisis

Clítoris

Labios { menores / mayores

Vagina

Uretra

Sacro

Recto

Ano

Perineo

Trompa

Útero { fondo / istmo / cuello

Vagina

Labio menor

Labio mayor

Ovario

Aparato genital interno
Arriba: visto de perfil
Abajo: visto de frente

ción) puede suponer numerosos problemas: estasis o congestión sanguínea y linfática de la pelvis (pero también de los miembros inferiores),
esterilidad, estreñimiento, dismenorrea, inflamación, infección...

Los ligamentos suspensores del útero

Los ligamentos pelvianos son ligamentos muy particulares que contienen fibras musculares lisas que le confieren una cierta elasticidad.
Atención: la retroversión es normal después del parto, pero se ha de
cuidar su retorno a la posición normal (normalización osteopática).

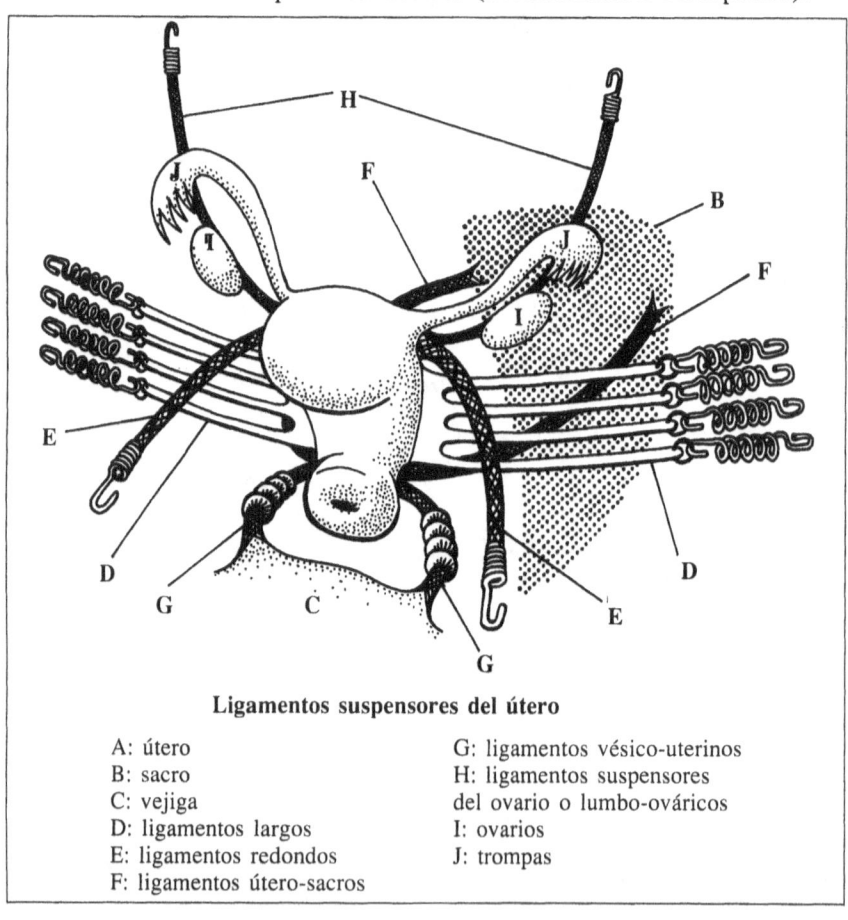

Ligamentos suspensores del útero

A: útero
B: sacro
C: vejiga
D: ligamentos largos
E: ligamentos redondos
F: ligamentos útero-sacros

G: ligamentos vésico-uterinos
H: ligamentos suspensores
del ovario o lumbo-ováricos
I: ovarios
J: trompas

Este conocimiento elemental de la anatomía te permite comprender fácilmente cómo cualquier «desplazamiento anormal» del sacro (repetidas caídas, partos difíciles...) puede, por estiramientos crónicos de los ligamentos, provocar una congestión orgánica, dolores o inflamación local.

Las trompas u oviductos

Están formadas por finos haces musculares que, originándose en las puntas del útero, se estiran progresivamente (zona donde tiene lugar el encuentro con el espermatozoide) para tomar la forma de una trompa, abriéndose a nivel del ovario por el pabellón que aspira el óvulo desde la puesta. La trompa está tapizada de *cilios vibratorios* que aseguran, con su movimiento rítmico, la progresión del huevo que capta. Los embarazos que se efectúan en la trompa son llamados *extrauterinos* y, a menudo, suponen graves complicaciones quirúrgicas.

Los ovarios

Son pequeñas glándulas muy movibles en forma de almendra 4 cm de largo, que pesan de 3 a 10 g. Producen secreciones internas u hormonas *(estrógenos y progesterona)* y secreciones externas cada 28 días *(óvulos)*.

Los nervios de la esfera genital

Muy complejo, el sistema nervioso de la zona genital puede dividirse en dos sistemas:

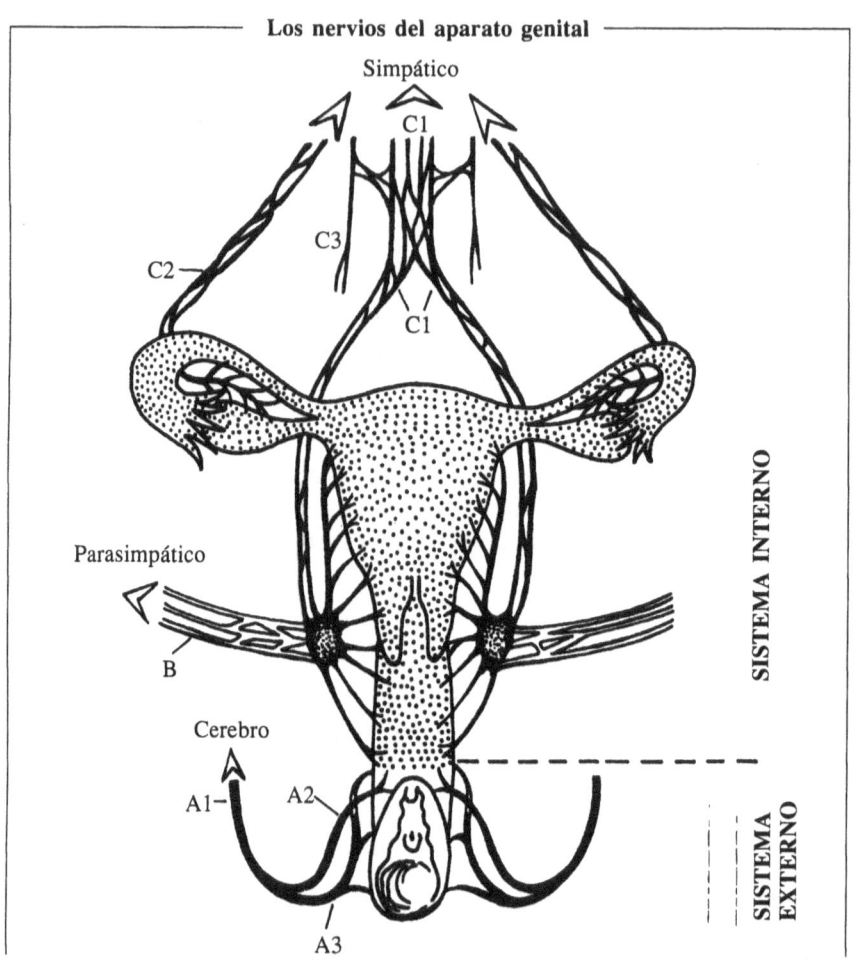

Los nervios del aparato genital

A: **inervación cerebro-espinal**
A1: nervio genital
A2: nervio dorsal del clítoris
A3: nervio perineal
B. **inervación del parasimpático**
nervios pelvianos
C: inervación del simpático
C1: plexo hipogástrico
C2: plexo ovárico
C3: cordón del simpático

Los sistemas nerviosos simpático y parasimpático juegan un papel de freno y aceleración a nivel de cada órgano, de cada vaso sanguíneo regulándolos según las necesidades y su funcionamiento.

– El **sistema externo** que conduce directamente al cerebro las sensaciones que provienen de excitaciones a nivel de la piel, de los músculos, de las fascias (tejido conjuntivo), el clítoris y el tercio inferior de la vagina, por medio del *nervio genital.*

– El **sistema interno** que está representado por el sistema nervioso vegetativo autónomo simpático y parasimpático. Inerva los 2/3 de la vagina, el útero y sus ligamentos, el ovario y sus ligamentos. El sistema simpático proviene del plexo ovárico e hipogástrico, y el sistema parasimpático del plexo pelviano.

Este conjunto de fibras vegetativas asegura la regulación refleja de las funciones orgánicas.

Dolores de origen ginecológico

Cuando aparece una tensión exagerada en las paredes de los órganos, se manifiesta dolor no en cada órgano, sino a distancia, a nivel de las vértebras o de la pierna: dolor vertebral (erróneamente atribuido a una «crisis de artrosis»), dolores musculares a nivel de la cadera o de la nalga (provocando indirectamente neuralgias lumbares), dolores en los miembros inferiores (falsa ciática).

Atención a los tratamientos «fantásticos». Evita cualquier automedicación para los problemas dolorosos; la causa puede ser muy diferente de la que puedes pensar.

Las reacciones en cadena son normales en el sistema neurovegetativo: las fibras nerviosas de la pelvis están tan conectadas que la inflamación de un órgano afecta fácilmente a los órganos vecinos. Así, un simple estreñimiento puede fácilmente desembocar en infecciones genitales o urinarias.

LOS RITMOS DE LA MUJER

Desde hace miles de años, los orientales saben que los seres vivos están sometidos a los ritmos de la naturaleza, que la salud responde en gran parte a estos ritmos y que la enfermedad responde a su ignorancia. Habían observado que cada cosa del universo posee dos aspectos dinámicos contrarios y complementarios, a los que llamaron Yin/Yang. El Yin/Yang manifiesta los diferentes estados de la energía original que es la base de la creación del universo: el Tao.

Actualmente, todos los sabios están de acuerdo en decir que la materia proviene de la energía y su destrucción proporciona energía. Así, «*nada se crea, nada se pierde, todo se transforma*». Esta trasformación perpetua es la base de la vida. Incluso la materia más inerte en apariencia está animada por el movimiento perpetuo de los electrones que giran alrededor del núcleo de cada átomo.

En 24 horas se suceden dos fases: el Yin que representa la noche, la luna, el frío, el descanso, y, seguidamente, el Yang que simboliza el día, la luz del sol, el calor, la actividad. Estos ritmos de la naturaleza determinan los ritmos de la actividad humana: descanso por la noche, trabajo durante el día. Quien respete estos ritmos gozará de buena salud y resistirá mejor a las enfermedades.

Desde el momento de tu concepción y hasta tu último suspiro, estás sometida a los ritmos del universo. Ritmos, ciclos, pulsaciones y latidos son todas las notas de la sinfonía de la vida:

– Ritmo del electrón que gira a una velocidad vertiginosa alrededor de un núcleo atómico.

– Ritmo de la célula que respira.

– Ritmo respiratorio primario, base de la osteopatía craneana (8 a 12/min).

– Ritmo de la respiración pulmonar (16/min).

– Ritmo cardíaco (70/min).

– Ritmo diario (24 horas) o nictameral.

– Biorritmos basados en ciclos que se inician en el momento del nacimiento: 1: ritmo físico de 23 días; 2: ritmo sensitivo/emotivo de 28 días que, en algunos aspectos, se relacionan con el ritmo lunar y el ritmo menstrual femenino; 3– ritmo intelectual de 33 días.

– Ritmo anual de las estaciones (12 meses).

– Ritmo solar (11/12 años).

– Ritmo bioclimático chino (60 años).

– Ritmo zodiacal (2 160 años) en que se suceden las eras de los Tauro, Libra, Piscis, además de la era de Virgo en la que entraremos a finales del siglo XX.

– Por último, el ritmo del universo, gingantesca pulsación de 28 millones de años...

EL CICLO FEMENINO

El ciclo femenino se rige por un ritmo que se calcula aproximadamente sobre el ciclo lunar, unos 28 días. La aparición de las reglas marca el primer día del ciclo. Desde la pubertad hasta la menopausia –sin contar los períodos de embarazo– el ritmo en la vida de la mujer estará marcado por las menstruaciones que eliminan la mucosa uterina inútil al no haberse producido fecundación.

La **ovulación**: para comprender sin problemas este fenómeno extraordinario de la fecundación, intentaré contaros el viaje del óvulo, a continuación el del espermatozoide y su reencuentro en la cuna de la vida del huevo humano: la trompa maternal. El conocimiento de los sutiles mecanismos de la formación de la vida humana permitirá explicar con la misma facilidad la concepción de un ser humano y la contracepción natural evitando el encuentro del espermatozoide con el óvulo.

Desde el nacimiento, la mujer dispone en sus ovarios de un stock de *ovocitos* (futuros óvulos) impresionante (unos 400.000). Cada mes, centenares de ovocitos compiten para alcanzar la zona externa del ovario con la esperanza de ser fecundados. Cuando uno de ellos alcanza el objetivo, los otros son destruidos.

Las glándulas endocrinas (ver doble página siguiente)
– Secretan en la sangre, a dosis infinitesimales, hormonas que controlan el equilibrio del cuerpo con el sistema nervioso.
– Estos mensajes químicos actúan sobre las «células base» que regulan el metabolismo (por detención o aceleración).
– Las hormonas actúan sobre la reproducción, el crecimiento, la utilización de nutrientes, el equilibrio hídrico, mineral y sanguíneo, la regulación del metabolismo, la reacción frente a las agresiones o a los estados de estrés.

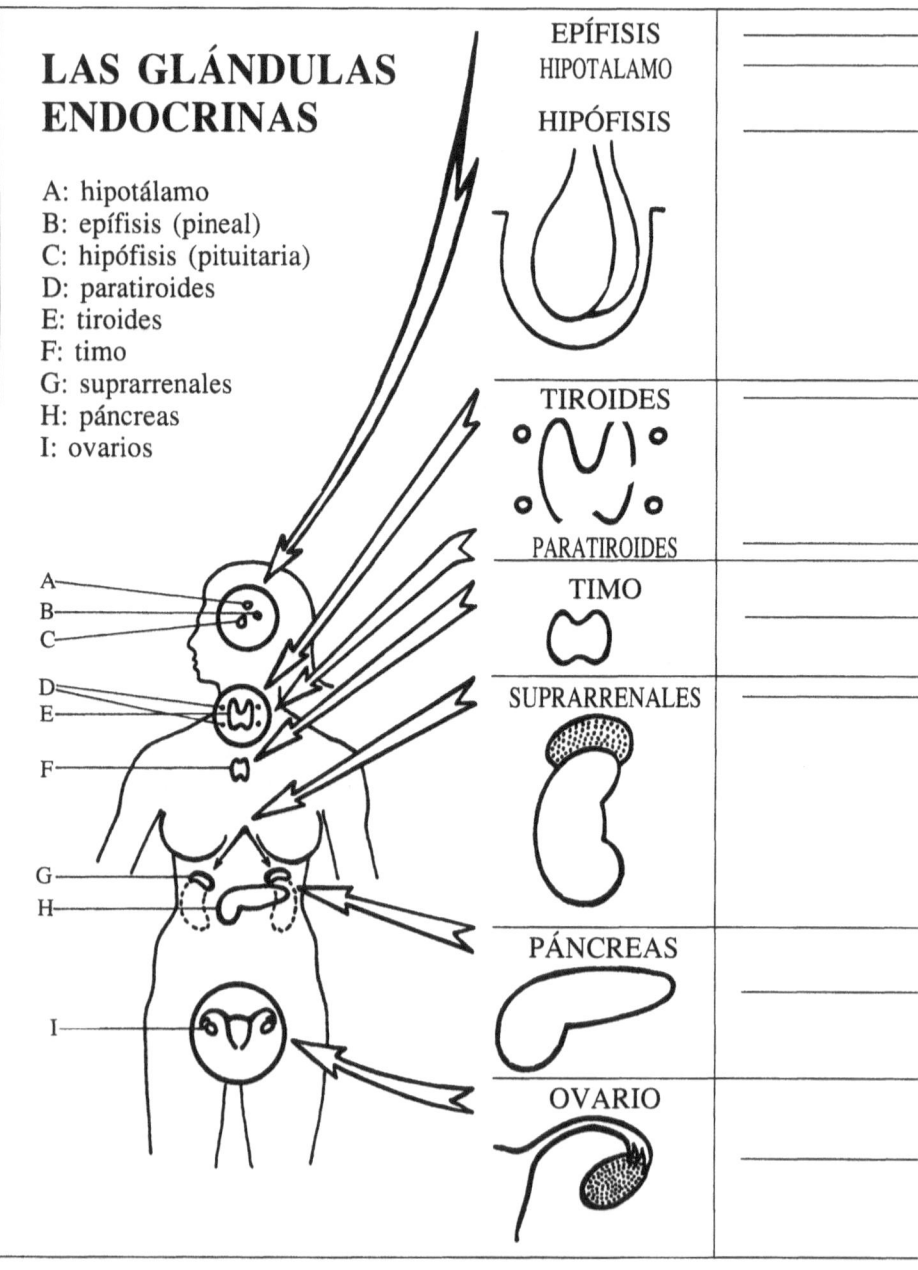

LAS GLÁNDULAS ENDOCRINAS

A: hipotálamo
B: epífisis (pineal)
C: hipófisis (pituitaria)
D: paratiroides
E: tiroides
F: timo
G: suprarrenales
H: páncreas
I: ovarios

EPÍFISIS
HIPOTALAMO
HIPÓFISIS

TIROIDES
PARATIROIDES
TIMO
SUPRARRENALES
PÁNCREAS
OVARIO

Melatonina.
Centro del sueño y del hambre, termorregulador.

Lóbulo posterior: *hormona antidiurética, oxitocina* (contracción del útero y estimulación en la lactancia).
Lóbulo anterior:
hormona del crecimiento: puede provocar gigantismo o enanismo.
hormona tireotropa: estimula las secreciones tiroideas.
hormona corticotropa: estimula el córtex suprarrenal.
hormona prolactina: estimula la secreción láctea.
hormona gonadotropa: estimula las gónadas.

Tiroxina y *triodotironina:* efecto general sobre el crecimiento, el metabolismo, los lípidos y los glúcidos.
Paratohormona: fijación del calcio.

Timoxina: participa en las defensas inmunitarias.

Médulo-suprarrenales: *Adrenalina y noradrenalina* que actúan sobre los músculos, hígado, corazón y grasas. Aumentan la frecuencia cardíaca, la tensión arterial, el metabolismo y la movilización de las grasas.
Córtico-suprarrenales: *Aldosterona* (actúa sobre los riñones y el equilibrio del sodio) y *cortisol* (adaptación al estrés, hiperglucemiante, moviliza las grasas).

Insulina: efecto general, aumenta la asimilación de la glucosa, hipoglicemiante, almacena la grasa.
Glucagón: hiperglicemiante, moviliza las grasas.

Estrógenos, progesterona.

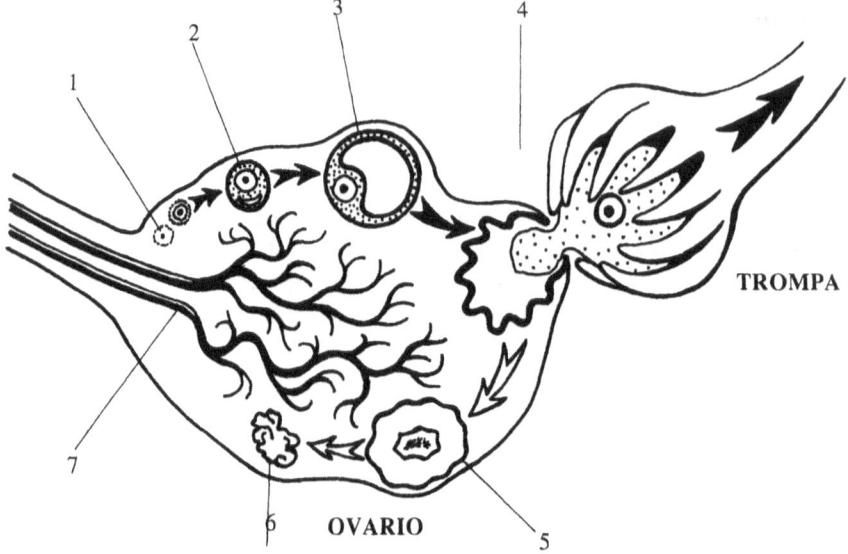

TROMPA

OVARIO

Evolución de un folículo ovárico durante un ciclo menstrual normal
1. Folículo primario
2. Folículo en desarrollo
3. Folículo maduro
4. Ruptura folicular; el óvulo es capturado por la trompa
5. Transformación de un folículo en cuerpo amarillo
6. Cuerpo amarillo atrofiado
7. Vasos sanguíneos

El óvulo liberado a la superficie del ovario es «captado» por un verdadero aspirador natural: el *pabellón de la trompa de Falopio*. Seguidamente, el óvulo es transportado al interior de la trompa por una especie de cinta transportadora formada por millones de cilios vibrantes animados por un movimiento dirigido por el sistema nervioso vegetativo. En pocas horas, el óvulo alcanza el tercio interno de la trompa donde es alimentado por un mucus secretado por la pared de la trompa. Allí espera, varias horas, la llegada de posibles espermatozoides que lo fecunden. Si esto no sucede, si no hay fecundación, se destruye y desaparece.

LA FECUNDACIÓN

Es, además del placer, el principal objetivo del acto sexual. Teóricamente, este fenómeno se puede dar todos los meses, salvo el período de embarazo y la lactancia. Por suerte, el conocimiento de métodos anticonceptivos naturales o artificiales, ha cambiado la situación de la mujer permitiéndole elegir si quiere o no quedar embarazada (ver *Métodos anticonceptivos*).

¿Cómo se produce la fecundación? El óvulo espera pacientemente en la trompa la llegada del «príncipe encantado». Pero, ¡cuántas dificultades a superar para alcanzar su deseo! Para comprender esta sorprendente ascensión, sigamos el recorrido del «luchador», perfectamente estudiado por el doctor Billings y su mujer:

Durante el orgasmo masculino, entre 300 y 700 millones de espermatozoides parten al asalto de la ciudadela defendida, en primer lugar, por el cuello del útero obstruido por las mallas del *moco cervical*. Este muco, secretado por pequeñas glándulas situadas en el cuello del útero, juega un importante papel en todo el proceso de la vía genital femenina. Fuera del período ovulatorio, el moco cervical (grueso y hostil) obstruye herméticamente el cuello, protegiéndolo de la incursión de espermatozoides y microbios que son eliminados en pocas horas debido a su gran acidez.

En el período favorable a la ovulación, el moco consigue una calidad que favorece la penetración, la vida y el «doping» de los espermatozoides para el asalto final; su acidez les es favorable. Las mallas del moco que bloqueaban el cuello, se separan y los espermatozoides pueden introducirse en la cavidad uterina y empezar el viaje. El orgasmo femenino, provoca un fenómeno de aspiración mecánico hacia arriba que precipita a los asaltante al interior del cuello. El moco, en este momento del ciclo, está dotado de extraordinarias cualidades: las mallas son blandas y largas. Los hilos que las constituyen sirven como las cuerdas al alpinista. Las cualidades nutritivas del moco permiten que los espermatozoides se recuperen a lo largo del recorrido.

La ascensión del útero finaliza en el umbral de su unión con la trompa. Pero aquí, de nuevo otro obstáculo. El extremo de la trompa (o *istmo*) está provisto de una pequeña válvula muscular llamada *esfínter* (como la de la vejiga o el recto) que cierra automáticamente el paso de este estrecho pasillo muscular de 12 cm de largo salvo ciertos períodos

La fecundación: Un camino lleno de obstáculos

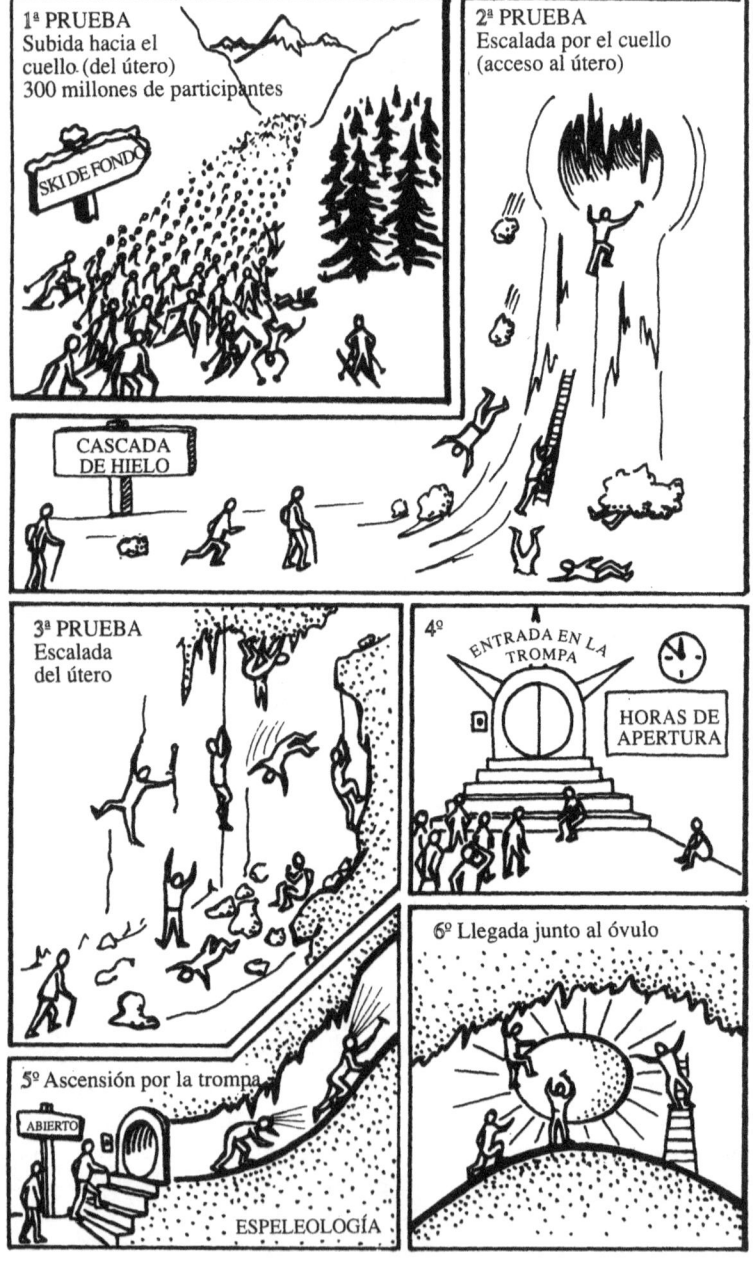

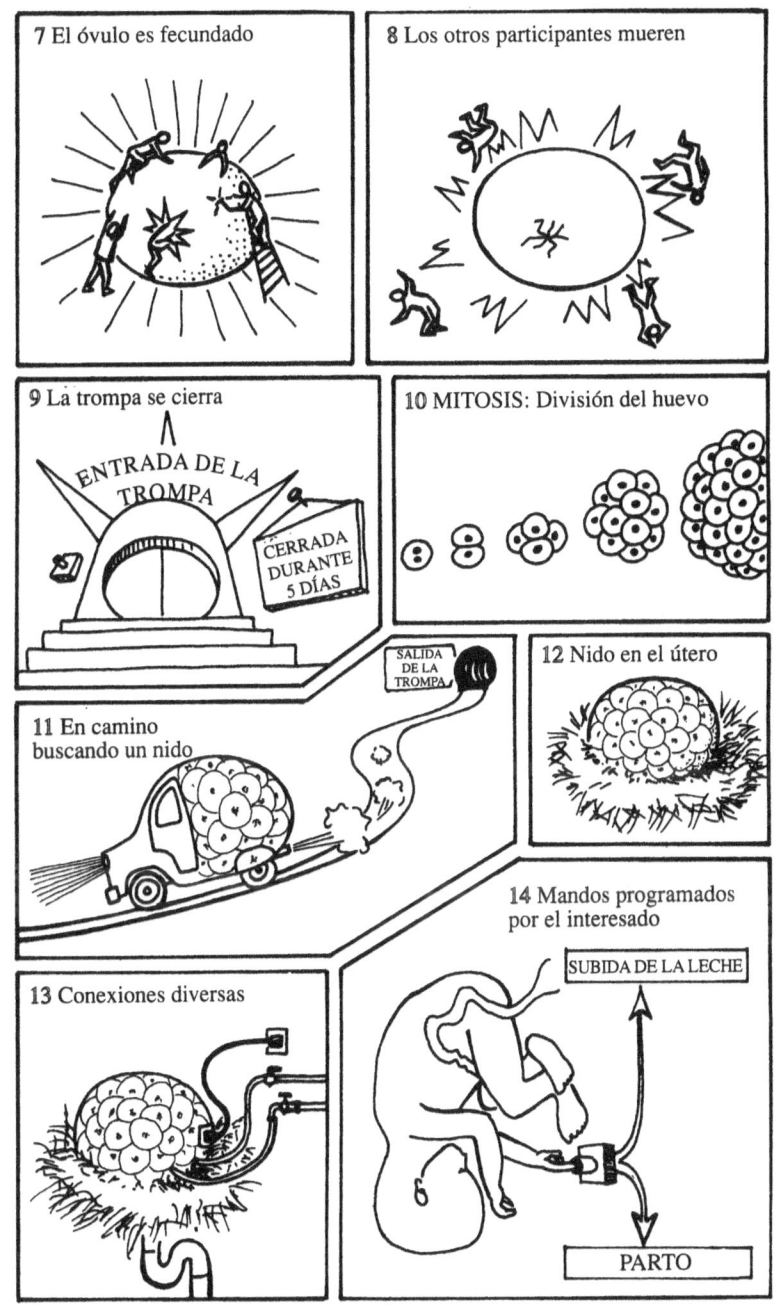

7 El óvulo es fecundado

8 Los otros participantes mueren

9 La trompa se cierra

ENTRADA DE LA TROMPA

CERRADA DURANTE 5 DÍAS

10 MITOSIS: División del huevo

SALIDA DE LA TROMPA

12 Nido en el útero

11 En camino buscando un nido

14 Mandos programados por el interesado

SUBIDA DE LA LECHE

13 Conexiones diversas

PARTO

muy concretos. En condiciones normales, esta válvula está abierta hasta la fecha precisa de la ovulación. Los espermatozoides penetran en la trompa, se aglutinan alrededor del óvulo y el primero que entra gana la partida y fecunda al óvulo para dar lugar al nacimiento del huevo humano. Los perdedores son destruidos y fagocitados. La válvula del istmo se cierra herméticamente durante unos días para impedir que el huevo se instale en el útero antes de que el nido esté construido.

Pero la partida no está ganada todavía. El huevo fecundado empieza a dividirse (*mitosis*). Cuando el huevo está maduro, la válvula se abre y el huevo penetra, al quinto día, en la cavidad uterina donde busca un sitio adecuado para anidar.

Por desgracia, en algunos casos y por diversas razones (espasmo, secuelas de salpingitis o de abortos producidos en malas condiciones), el paso es demasiado estrecho y el huevo se queda en la trompa. Este problema puede tener diversas consecuencias, ya que el embrión puede desarrollarse en la trompa (embarazo extrauterino), lo que requiere intervención quirúrgica urgente antes de que aparezca una hemorragia grave.

Por último, el embrión cuando encuentra un sitio favorable, se sujeta a la pared del útero y se incorpora al sistema circulatorio de la madre que le aportará, durante 9 meses, los nutrientes necesarios para sobrevivir y desarrollarse.

El último estadio del embarazo está programado y desencadenado por el feto. En el momento adecuado, secreta una hormona que provoca en la madre la subida de la leche y las contracciones necesarias para su expulsión y el paso de la noche uterina acuática a la vida terrestre aérea.

El respeto de este ritmo de vida, desde la procreación hasta el nacimiento, influye considerablemente en la futura existencia del nuevo ser humano.

CAPÍTULO IV

LAS ETAPAS EN LA VIDA DE UNA MUJER: HIGIENE Y CUIDADOS NATURALES

LA INFANCIA

Los problemas genitales de las niñas, normalmente, son benignos y sólo requieren la aplicación de las normas básicas de higiene y cuidados naturales: alimentación regulada, plantas atóxicas, gemoterapia, aromaterapia, homeopatía, oligoterapia, descanso,... En las infecciones graves (pérdidas anormales de sangre, llagas, etc.) es necesario consultar primero a un ginecólogo antes de recurrir a los métodos naturales.

Las infecciones más frecuentes

Las **parasitosis**: frecuentes y, a menudo, desconocidas. Nuestras abuelas no iban equivocadas cuando vermifugaban a los niños cada mes (antes de la luna llena) dándoles rebanadas de pan untadas con ajo. En efecto, durante este período es cuando las hembras de las lombrices bajan para poner sus huevos. Nueve de cada diez niños tienen lombrices contaminadas por el entorno familiar o los animales. Reconocemos a un niño infectado por las siguientes señales:

– comezón en la nariz, abdomen, ano y vulva:
– color amarillento, ojos terrosos;
– ruido en los dientes por la noche;
– inflamación vulvo-vaginal que conlleva flujos, en un principio no infectados;
– nerviosismo, inestabilidad anormal del carácter, espasmos y, en casos extremos, convulsiones.

El método natural aconseja que en los niños se utilicen sistemas suaves: rebanadas de pan untadas con ajo, H.E. de tomillo con linalol (1 gota en una cucharada de café de miel 4 veces al día)...

Tisana purificante: absintio (10 gr) + artemisa (10 gr) + abrótano (30 gr) + tomillo (10 gr) + tanaceto (10 gr) + mousse de Córcega (20 gr) + perejil (10 gr): una cucharada sopera de la mezcla por 1/4 l de agua; verter en el agua hirviendo y dejar en infusión durante 15 min. Edulcorar con miel; beber dos veces al día, por la mañana y por la noche, durante 8 días antes de la luna llena. Repetir varios meses seguidos. Purificar a toda la familia (también a los perros y gatos) y desinfectar la ropa interior.

Es imprescindible revisar la alimentación sobre todo si ésta es rica en grasas y harinas y pobre en verduras y fruta fresca.

Las **infecciones por microbios y micosis:** las enfermedades infecciosas infantiles son un mal necesario que permite al organismo construir su sistema de defensa y hacerse resistente. Las otras infecciones agudas o crónicas son señal de un deficiente sistema inmunitario.

La *vulvo-vaginitis* y la *cistitis* en las niñas normalmente está en relación con una disfunción del intestino o incluso son efectos secundarios a tratamientos antibióticos intempestivos o un restreñimiento.

La *fiebre* plasma la lucha del organismo contra los intrusos y debe respetarse, como mucho hacerla bajar por medios naturales si sobrepasa los 39,5º: agua fría, baños a 37º.

Atención a los *gérmenes fecales* en las niñas: debe enseñársele a limpiarse correctamente y lavarse cada día, una o dos veces, con jabón natural.

En la mayoría de las infecciones simples, el uso de antibióticos es más nocivo que útil (ver *Infecciones*); los métodos naturales ofrecen muy buenas posibilidades.

Los más sencillos: beber la siguiente tisana para drenar la vesícula biliar, el hígado y los intestinos: alcachofas (hojas) + romero + malva + menta + pino silvestre + manzanilla romana (mezclada).

– Los aceites esenciales: estragón, lavanda, salvia, tomillo con linalol,... se aplicarán en el bajo vientre de los niños (diluidos del 10 al 50% según la edad) durante unos 10 días. Consultar siempre a un aromaterapeuta.

Consultar urgentemente con el ginecólogo en los siguientes casos: vaginitis con fiebre importante, pérdidas blancas y purulentas, escozor urinario o comezón intensa, cuerpo extraño introducido en la vagina, hemorragias antes de la pubertad.

La importancia de la información sexual

El clima psicológico familiar y social, la alimentación, las reglas higiénicas son diversos factores que marcan a la niña y a la adolescente e influirán de forma decisiva en su vida adulta.

La información sexual debe empezar desde que el niño la solicita. El adulto debe dar todas la información y responder a todas las preguntas adaptando su lenguaje al del niño. Respuestas sencillas y naturales eliminarán y equilibrarán las informaciones fantasiosas y, a la vez, inquietantes aportadas por los compañeros de escuela. Cuántos niños traumatizados por una actitud de rechazo o de desprecio de sus padres guardan para sí estas preguntas y se encierran en una imaginación negativa preliminar de un estado neurótico, desestabilizando su frágil equilibrio psicológico durante muchos años, quizás toda la vida.

La educación sexual escolar no debería reemplazar el diálogo padres/hijos que debe llevarse a cabo tranquilamente pero con seriedad. El abismo generacional empieza por la incapacidad de algunos padres de aceptar que esta información se ha de dar a una temprana edad y que las preguntas que a ellos se les ocurrieron a los 16 años, puede ser que su hija se las formule a los 11.

Proteger al niño es, por último, darle suficientes elementos, para juzgar clara y sanamente y afrontar los problemas de su generación: sexo, drogas, tabaco, alcohol, delincuencia, trabajo, religión, ecología, contaminación, hambre en el mundo.

LA PUBERTAD, CENTRO DE LA VIDA FEMENINA

Es la primera gran etapa de la vida femenina; es el paso del estadio de la infancia al de madre potencial. Este cambio se realiza gradualmente con:
- la aparición de los caracteres sexuales secundarios;
- la entrada en funcionamiento de las glándulas genitales y de sus secreciones que marcarán el ritmo, durante 35-40 años del ciclo femenino;
- la maduración corporal que irá unida a un acusado crecimiento, por lo que será importante controlar sobre todo la columna vertebral (consultar con un osteópata para un chequeo general);
- la maduración psicológica que, entre los 10 y los 15 años, convertirá a la niña en una joven mujer.

La entrada en funcionamiento de las hormonas

La pubertad corresponde con un cambio del equilibrio hormonal entre las glándulas endocrinas centrales: hipotálamo (director de orquesta), hipófisis (subdirector) y las glándulas endocrinas periféricas (ovarios, suprarrenales, tiroides,...). La hipófisis, bajo las órdenes del hipotálamo, fabrica y vierte en la corriente sanguínea dos hormonas: la FSH (hormona folículo estimulante) y la LH (hormona luteinizante) que influyen en el desarrollo de los caracteres sexuales secundarios y en el desencadenamiento de la producción de estrógenos por el ovario.

El ovario contiene desde el nacimiento un stock de unos 400.000 óvulos, de los que casi la totalidad están destruidos hacia los 50 años. La menopausia traduce el cese de la ovulación por agotamiento de este stock.

Los caracteres sexuales secundarios se desarrollan siguiendo un orden bien preciso: desarrollo de las glándulas mamárias, aparición de pilosidad a nivel del pubis y de las axilas, modificación del aspecto de la vulva, aumento de volumen del útero...

La primera regla

La aparición de la regla marca la etapa final de maduración de los ovarios y la elevación de la secreción de estrógenos a un nivel suficiente para provocar una primera eliminación de la mucosa uterina (endometrio) que se traducirá en la aparición de la primera pérdida de sangre (reglas o menstruación).

Las primeras reglas acostumbran a ser irregulares, la ovulación sólo se produce unos meses después de su primera aparición. Los períodos sin regla pueden prolongarse varios meses y deben ser considerados normales. El delicado equilibrio hormonal necesita un rodaje que sería aberrante forzar por medio de medicamentos o pastillas. **Deja actuar a la naturaleza.**

Los problemas de la pubertad

Estos problemas pueden ser psíquicos y físicos. La estrecha relación entre cuerpo/espíritu alcanza toda su dimensión en este período clave de la vida.

El **físico** adquiere una importancia capital en la mujer que empieza a aprender el juego de la seducción. El aumento de peso es normal. El desarrollo de los caracteres sexuales secundarios implica un ensanchamiento de la pelvis y la aparición de grasa en la zona de los muslos y las nalgas, diferenciando la chica del chico, redondeando estas zonas, dándole un aire armonioso, centro del encanto femenino.

¡Atención a obsesionarse con el aumento de peso! El entorno familiar y los amigos juegan un importante papel para que la nueva mujer acepte esta metamorfosis. Palabras inadecuadas, ciertos comentarios pueden herir su susceptibilidad, en esta época un poco exacerbada, y crear bloqueos fisiológicos difíciles de resolver. Un clima psicológico familiar calmado, una madre que esté bien con ella misma, que acepte bien su feminidad, un padre sano y seguro son las condiciones ideales para el pleno desarrollo de la adolescente.

Un correcto equilibrio alimenticio es indispensable, intentando reducir el consumo de grasas y azúcares, aumentando la ración de vitaminas y sales minerales asimilables.

La **psique** de la adolescente conoce una profunda mutación. Los conflictos padres/niña manifiestan el anacronismo entre la vida social y sexual de la adolescente ya adulta, y su lugar en la sociedad que la considera aún como una niña irresponsable.

La correcta comunicación verbal entre ambas generaciones debe privilegiarse y cuidarse. Los padres deben sentirse afectados y escuchar a su hijo que pasa por un período determinante de su vida que marcará con una huella indeleble todo el equilibrio psicoafectivo y psicosomático de su vida de adulto.

EL EMBARAZO

Período de enriquecimiento de la vida femenina, momento privilegiado de la vida en pareja, el embarazo se desarrolla –en la mayoría de los casos– sin problemas. El parto, en principio, debe ser natural, sin intervención exterior.

La **metamorfosis**: el embarazo produce en la mujer un profundo cambio fisiológico que repercute en todas las células de su cuerpo. Cada ciclo menstrual tiene como objetivo, ya lo hemos visto, prepara un «nido» en el seno de la mucosa uterina que se engruesa, se arruga y se tapiza con una densa red de vasos nutrientes.

Después de la fecundación del óvulo en la trompa, el *cuerpo amarillo* (restos de folículo), en lugar de destruirse, sobrevive y secreta *progesterona*, hormona del embarazo. La progesterona actúa sobre el sistema neurovegetativo de la esfera ginecológica; es la hormona de la maternidad. Su misión es relajar la musculatura del útero e impedir contracciones indeseables debidas a su dilación, contracciones que podrían poner en peligro el embarazo. Además, detiene el desarrollo de otro folículo ovárico que implicaría la producción de nuevas reglas y la evacuación de la mucosa y del huevo fecundado.

Del huevo al embrión

La división celular del huevo se efectúa rápidamente y, en el quinto día, éste deja la trompa para penetrar en la cavidad uterina sobre cuya pared se implanta.

La *placenta* se desarrolla, asegurando la comunicación entre la sangre de la madre y la del feto, a través de un delgado filtro formado por una sola capa de células, que dejan pasar los nutrientes esenciales, pero también ciertas sustancias y microorganismos indeseables: medicamentos, drogas, virus, parásitos. La placenta secreta una hormona que favorece el desarrollo del cuerpo amarillo y estimula la secreción de las hormonas del embarazo: estrógenos y progesterona.

En esta fase, los aportes nutritivos (glúcidos, prótidos, lípidos, vitaminas, sales minerales, agua, oligoelementos, oxígeno) y la eliminación de los desechos del metabolismo del embrión son totalmente llevados a cabo por la madre.

Los problemas del embarazo

En muchas mujeres, el principio del embarazo va acompañado de diversos problemas unidos a las variaciones de las secreciones hormonales: náuseas, vómitos, migrañas, pesadez en el bajo vientre, modificaciones del apetito... Pero durante el 3er y 4º mes desaparecen.

Reglas de oro:

– *Mujeres activas*: durante los primeros meses del embarazo es aconsejable evitar el agotamiento, los esfuerzos violentos, el deporte intensivo, ya que los ligamentos del útero pueden relajarse por la presión ejercida, provocando un aborto.

– *Mujeres poco deportivas*: intenta mantener un mínimo de actividad física. Aprende a respirar por dos, practica ejercicios de preparación al parto, evitarás una distensión muscular excesiva y numerosos problemas vertebrales.

Tu metabolismo general aumenta. Fabricas más sustancias nutritivas y eliminas más desechos, ya que los tuyos se unen con los de tu hijo. Tus órganos de eliminación están muy solicitados (hígado, riñones, intestinos).

El feto necesita, para construir su esqueleto y su sistema nervioso, **nutrientes de calidad:** adopta un régimen alimenticio equilibrado enriquecido con proteínas y minerales: los subproductos lácteos te aportarán tu ración de calcio y de proteínas animales fáciles de asimilar (elige preferentemente los quesos no grasos no fermentados, el queso blanco y los yogures); evita la leche, digestible en el recién nacido gracias a la lactasa gástrica que persiste hasta los 6 meses, pero indigesta en el adulto.

Aumenta tu resistencia inmunitaria a las infecciones utilizando productos naturales ricos en magnesio, vitaminas A, C y E: frutas, verduras, cereales germinados (trigo, soja...), legumbres (en zumo, para las que presentan colitis); usa productos de las abejas (miel, polen, jalea real, propóleos) y complementos alimenticios naturales para adquirir minerales (polvo de litotamne, de hueso, de brotes de bambú, de cola de caballo).

Elimina los factores de riesgo

Evita cualquier cosa que pueda afectar la integridad del embrión:

– Los **medicamentos** y las **drogas** (incluso blandas). Como ya hemos visto, la placenta es permeable y las toxinas y productos químicos absorbidos por la madre pasan a la sangre del feto y pueden alterar el crecimiento de ciertos tejidos (riesgo teratógeno que puede producir malformaciones congénitas), por ejemplo la talidomida (brazos malformados) o incluso la aspirina que parece inhibir el desarrollo de las células renales. El exceso de vitaminas sintéticas también puede ser perjudicial: vitaminas D, A y K.

– El **tabaco**: si tu embarazo te motiva, aprovecha la ocasión para dejar de fuma; la acupuntura te ayudará eficazmente, la homeopatía te equilibrará y las plantas drenarán tu hígado y tus pulmones (el humo asfixia al niño y puede lentificar su crecimiento físico y mental).

– Los **rayos X** (radiografías y radioscopia) están prohibidos salvo casos muy graves, ya que aumentan los riesgos de malformación y de leucemia. La ecografía, a veces demasiado utilizada, es menos inocente de lo que parece.

– El **alcohol** responsable de retrasos mentales.

Tu cuerpo durante el embarazo

La dilatación del cuerpo durante el embarazo es un fenómeno natural, reversible debido al aumento de volumen de cada célula, de los líquidos celulares y de las sales minerales. Los tejidos se relajan (sobre todo los ligamentos de la pelvis) para permitir un ensanchamiento del paso para la salida de la cabeza del niño durante el parto.

Físicamente estás menos capacitada para realizar esfuerzos. Posiciones incorrectas durante el trabajo pueden provocar estiramientos de los ligamentos y provocar un bloqueo articular y dolores.

Las mujeres linfáticas deben intentar no ganar demasiado peso, reducir la sal, el azúcar, las grasas y practicar gimnasia de mantenimiento a diario.

Tu respiración: el útero, que sigue el crecimiento del feto, aumenta de tamaño; la pared abdominal de distiende, el músculo diafragmático sube por la presión de los órganos y vísceras. En esta fase, tienes tendencia a respirar sólo por la parte alta del tórax y a dilatarlo para compensar la inmovilidad del músculo principal de la respiración, el diafragma. Desde el 5º mes, practica ejercicios respiratorios y de relajación para no perder el control de este músculo esencial que recuperarás rápidamente después del parto.

Circulación sanguínea y linfática: la presión ejercida por el peso del útero sobre la hamaca muscular de la pelvis comprime los vasos sanguíneos, arterias, venas y vasos linfáticos; esta presión se agrava por la disminución de la eficacia del diafragma («bomba aspirante») desplazado hacia arriba por el útero según avanza el embarazo.

Además del aumento de volumen de líquidos (sangre y linfa), la dilatación general de los vasos implica un sobreesfuerzo de trabajo para el corazón. Las venas de los miembros inferiores se dilatan y se tendrá que intentar controlarlas para evitar una distensión irreversible que favorecería la formación de varices (antiestéticas) y sus complicaciones (trombosis y embolias).

CONSEJOS:

1. No esperes a que tus venas sufran un daño irremediable; utiliza medias elásticas «de descanso» (no ortopédicas). Experimentarás un gran alivio y estéticamente verás desaparecer las venas dilatadas. Evitarás a largo plazo intervenciones como esclerosis y cirugía.

2. Eleva los pies de la cama unos 10 ó 15 cm con unos tacos de madera; de este modo, favorecerás durante la noche el trabajo de tu corazón y el vaciado de la red venosa.

Tu vientre: como ya hemos visto, los ligamentos se distienden, imponiendo más trabajo a los músculos del vientre. A partir del 6º mes de embarazo, la relajación se acentúa, poniendo a dura prueba la faja abdominal que cede unos 15 cm. Durante este período hemos de cuidar mucho esta zona.

La mujer musculada y tónica asumirá sin problema todo su embarazo sin ayuda suplementaria, contrariamente a la mujer linfática o nerviosa que corre el riesgo de sufrir hernias en los puntos más débiles de su pared muscular: hernia umbilical e inguinal, hernia de la línea blanca (vertical en la prolongación del ombligo).

El uso de una buena faja especial para el embarazo evitará la formación de hernias. Un buena faja sostendrá el bajo abdomen y la pelvis y no comprimirá la zona del estómago. Sobre todo, no provocará una atrofia muscular; al contrario, al sostener los músculos e impedir un excesivo estiramiento, los protegerá para una más pronta recuperación después del parto. La faja actúa también como prevención contra desgarros del tejido conjuntivo cutáneo conocidos como *estrías*. Los cuidados de la piel por productos naturales (asegurando una correcta hidratación e irrigación) contribuyen a aumentar la resistencia de las fibras del tejido conjuntivo (fibras elásticas y de colágeno). En este aspecto, y en otros, es mejor prevenir que curar: las estrías pueden atenuarse, pero ningún producto las hará desaparecer totalmente.

Los órganos urinarios, congestionados por las múltiples presiones que se ejercen sobre ellos, eliminan las toxinas con mayor dificultad. Atención al estreñimiento y vigila las infecciones por larvas (dientes, amígdalas) que pueden extenderse a los riñones o a la vesícula y poner en peligro tu embarazo.

Tu columna vertebral: el eje vertebral sufre a lo largo del embarazo esfuerzos mecánicos considerables. Las incorrectas posiciones del raquis (cifosis dorsal, hiperlordosis, escoliosis), los bloqueos vertebrales necesitan, a menudo, durante el embarazo, los cuidados de un quinesiterapeuta o de un osteópata.

Una pequeña molestia a nivel de una articulación vertebral lo de la pelvis antes del embarazo recobra importancia y se transforma en lumbago agudo o ciática (en el 6º u 8º mes). Debes saber que el osteópata puede, sin riesgo alguno, actuar sobre todos los bloqueos mecánicos hasta el parto. Es mejor controlar rápidamente estos pequeños problemas articulares para que no afecten al desarrollo normal del parto. He visto como se han tenido que practicar cesáreas por una desviación del cóccix o por un bloqueo de la pelvis (que impedía el paso de la cabeza del niño), mientras que con un tratamiento por un osteópata se hubiera podido evitar. Nunca dejaré de insistir en la importancia de una pelvis en buen estado para un parto sin violencia y sin riesgo

Los senos durante el embarazo: el aumento de la circulación local, visible por la dilatación de las venas superficiales, el aumento de grasa y la dilatación de los canales galactóforos por los que circulará la leche materna, se traduce en un aumento del volumen y una fuerte distensión de la piel de la glándula mamária. Con el embarazo, los ligamentos suspensores se relajan.

Consejos: para evitar que tus senos caigan, lleva un sujetador bien adaptado. Las estrías (roturas de las fibras de colágeno) pueden prevenirse, hasta cierto punto, con la aplicación de cremas hidratantes ricas en vitamina A. Para el mantenimiento de tu pecho, nada mejor que las duchas frías y una alimentación equilibrada rica en vitaminas.

LA PREPARACIÓN AL PARTO Y EL PARTO

Bajo el control de una comadrona experimentada o de un quinesiterapeuta, aprenderás desde los primeros meses del embarazo varios ejercicios destinados a entrenar tu tono muscular, a relajarte y a cuidar tu columna vertebral. La preparación al parto facilitará la colaboración de la madre en el momento del nacimiento, disminuirá su sufrimiento así como el del niño durante el difícil paso por el túnel. La práctica de la cesárea, en algunos casos prevista con anterioridad (pelvis demasiado estrecha, niño demasiado grande), no disculpa de un buen entrenamiento físico general.

Ejercicios aconsejados:
– ejercicios estimulantes de la circulación sanguínea;
– ejercicios de relajación de la columna vertebral y de las piernas;
– ejercicios respiratorios asociados a la relajación;
– ejercicios abdominales para no perder el control de estos músculos, pues su contracción es muy importante en la fase de expulsión;
– ejercicios de la base de la pelvis: dilatación y estrechamiento.
Deportes aconsejados: la natación es el único deporte que no presenta ningún riesgo siempre y cuando se practique con moderación. Los deportes que impliquen saltos, golpes, así como esfuerzos se eliminarán desde el principio del embarazo.

El buen desarrollo del parto es imprescindible tanto para la madre como para el niño. Las medidas preventivas e higiénicas observadas durante el embarazo (alimentación, gimnasia, relajación, osteopatía) mejoran considerablemente las condiciones. Los músculos se relajan lo suficiente, la pelvis se abre sin dificultad, la cabeza del niño puede encajarse en un orificio a su medida, las contracciones son tónicas, eficaces y la expulsión se realiza con rapidez.

Recrimino las negativas condiciones en que se llevan a cabo algunos partos: demasiado pronto, demasiado tarde o provocado (fecha elegida con anterioridad a conveniencia del personal sin tener en cuenta el interés del niño), extirpación por fórceps o ventosa, episiotomía sistemática, etc. Nada sorprendente que el cráneo del niño presente después deformaciones, mínimas, pero suficientes para poder crear problemas de desarrollo psicomotor o de carácter.

DESPUÉS DEL PARTO

El amamantamiento maternal

Salvo casos de fuerza mayor, el amamantamiento maternal es indispensable para que el niño empiece bien en la vida. El calostro es muy rico en inmunoglobulinas. Además, la estimulación del pezón por la succión permite al útero recuperar su lugar con mayor rapidez.

Si la subida de la leche produce dolor, toma tisanas de plantas que favorecen la lactación: alcaravea, comino, lúpulo, ortiga blanca, saúco. La cerveza sin alcohol también es aconsejable.

La leche materna es rica en inmunoglobulinas y protege al niño de las enfermedades durante los primeros meses, permitiéndole construir su sistema inmunitario. La leche de vaca, incluso maternizada, no siempre es bien tolerada y muchas veces produce alergias (eczema, asma) y rinofaringitis repetidas.

El aspecto físico

Es la fase de recuperación. La joven madre recupera progresivamente sus formas, sus funciones orgánicas, adormecidas durante 9 meses. Pero este proceso es lento y es importante, para recuperar totalmente la forma física, tener en cuenta unas medidas simples pero eficaces:

– La **gimnasia precoz** no sólo acelera la recuperación de la musculatura abdominal, perineal y diafragmática, sino que también disminuye los riesgos de trombosis venosas. Esta gimnasia médica posnatal actualmente es prescrita casi siempre. Sin embargo, debes saber que con 10 sesiones en el quinesiterapeuta no recuperarás una faja abdominal de adolescente. Deberás, durante meses, entrenarte (a ratos perdidos) a esconder el vientre, espirando profundamente, a contraer tus músculos del perineo. Cuanto más difícil haya sido el parto (episiotomía o desgarro), más importante es esta gimnasia.

– Durante varias semanas es aconsejable el uso de una **faja abdominal** para evitar riesgos suplementarios de distensión.

– Es aconsejable la gimnasia de **remusculación vertebral**, sobre todo para las linfáticas y las nerviosas que deberán recuperar a todo precio su tono muscular y su resistencia ligamentosa anterior.

El problema del peso: a veces se deben perder unos kilos para recuperar la silueta ideal. El ejercicio físico es la base para recuperar tu forma anterior y nadie puede librarse de él a menos que prefiera los «michelines» poco graciosos y superfluos. Para obtener resultados rápidos, yo no te aconsejo recurrir a intervenciones intempestivas, sino a las plantas medicinales: *Centella asiática* (hojas) y *Baccharis trimera* (hojas), originarias de Asia y de América del Sur, pero también a las clásicas algas marinas, grosella, grama, cola de caballo, colas de cerezas y vinagre rojo (hojas).

La caída del cabello debida a una carencia nutricional y a problemas neuroendocrinos y circulatorios: tratar la causa y practicar varias sesiones de acupuntura para reequilibrar la sangre y la energía.

El aspecto psicológico

Muchas veces aparecen después del parto problemas psíquicos más o menos preocupantes: pequeña depresión, fatiga, cuyas causas son a menudo el agotamiento y la falta se sueño. Para la madre que amamanta, atención al aporte mineral (calcio, magnesio) y proteico:

– Consumir abundantes subproductos lácteos frescos (quesos blancos, yogures, quesos desnatados), productos del mar muy frescos (ostras, mejillones, pescados, crustáceos), carnes magras (conejo, pollo).

– No dudar en añadir algunos complementos alimenticios naturales a tu régimen de base: polvo de cola de caballo, polvo de litotamne, algas marinas, polvo de hueso, polen, dolomita, levadura de cerveza (vit. B), polvo de ostras, polvo de acerola (rica en vit. C), según las necesidades.

Si el problema es serio, consulta con un médico homeópata que te ayudará y te aconsejará un osteópata para comprobar el funcionamiento de la pelvis, del sacro, del cóccix y de las vértebras, órganos y cráneo, o bien un acupuntor para que te devuelva la energía y te reequilibre.

LA PREMENOPAUSIA

Este período que precede a la desaparición de las reglas se traduce en diversas perturbaciones que anuncian un cambio en el equilibrio hormonal. Puede durar de varios meses a años y se caracteriza por una irregularidad en las reglas (más o menos espaciadas), más abundantes y largas o, al contrario, más cortas y discretas. Otros problemas que pueden variar mucho de una mujer a otra son: problemas de carácter, variación de peso, tensión acentuada en los senos antes de las reglas.

Este período requiere de un mayor control, ya que es probable un aumento de pólipos, fibromas y tumores.

Los exámenes ginecológicos de rutina anuales son indispensables. El control permite poder aplicar un tratamiento eficaz desde el principio de los problemas. En ciertos casos, está indicada la cirugía para evitar cualquier posible riesgo: sobre todo en el caso de pólipos hemorrágicos o quistes orgánicos en los ovarios (ver estos capítulos).

La ingesta de hormonas (progestágenos de síntesis) que conservan la juventud es artificial y los inconvenientes están poco estudiados. Para retrasar el envejecimiento celular existen medios naturales. La búsqueda de una píldora milagrosa revela la utopía y sólo puede desencadenar en amargas desilusiones. La naturaleza nos ofrece verdaderos tesoros para retrasar el paso del tiempo. Debes usarlos con discernimiento, aprender a preservar tu equilibrio energético, físico, psicológico y bioquímico siguiendo un método natural.

LA MENOPAUSIA

La menopausia se traduce en la desaparición definitiva de la regla.

Aparece aproximadamente a los cincuenta años, precedida, en la mayoría de las mujeres, de la premenopausia. Algunas menopausias son precoces (hacia los cuarenta años), otras más tardías.

¿Qué ocurre exactamente? El stock de folículos ováricos se ha agotado con, como consecuencia, la interrupción de las secreciones hormonales de foliculina y de progesterona, la desaparición de la regla y una esterilidad definitiva. En muchas mujeres aparecen problemas neurohormonales como sofocos, sudores nocturnos, debidos al aumento de las secreciones de la hipófisis que intenta en vano de estimular los ovarios sin conseguirlo.

Es una **etapa importante en la vida de una mujer.** Una parte del cuerpo médico tiende a considerar este fenómeno como natural de la vida, como un estado anormal de carencia que es necesario tratar con la toma de hormonas ováricas. Otros creen que es preferible dejar actuar a la naturaleza, ocupándose sólo de las consecuencias secundarias: descalcificación, problemas circulatorios. Una tercera opinión, que parece más razonable, y que está apoyada por muchas mujeres que rechazan ingerir a ciegas hormonas con efectos secundarios imprevisibles y se inclinan por métodos más naturales.

¿Cómo pasar mejor la menopausia? Los problemas que presentan son benignos pero desagradables:

Los arranques de calor

Es una sensación de aumento de calor que se inicia en el pecho e invade el cuello y la cara, acompañada de rojez de la piel y de sudores abundantes. Sobre todo se producen por la noche, despertándote. Durante el día son de frecuencia e intensidad variable. Su persistencia también es variable y depende del reequilibrado del sistema nervioso y hormonal.

Tratamiento natural: aconsejo asociar varios métodos complementarios:
– Acupuntura tradicional para regularizar la energía.
– Las plantas más eficaces: espino blanco (flores y puntas) + grosella (f.) + hamamelis (f.) + loto (pl.) + salvia clareada (f.) + valeriana (raíz) + viña roja (f.) en decocción ligera.

– Bioterapias: homeopatía, gemoterapia, oligoelementos; organoterapia para regular nervios y hormonas hipofisiarias.
– Osteopatía craneal para actuar sobre la hipófisis.

Problemas nerviosos y de carácter

Para muchas mujeres la desaparición de la regla significa inconscientemente una caída o una pérdida de su feminidad. Esta sola idea basta,
en las mujeres ansiosas, para crearles problemas psíquicos. De hecho,
nada es más erróneo y la desaparición de las reglas debería marcar para
toda mujer una liberación en todos sus planos. En efecto, este estado
natural sólo se siente de este modo «dramático» en las sociedades donde
las química propone soluciones paliativas para hacer durar las reglas de
modo artificial.

La fatiga, a menudo confundida con un síndrome depresivo, es
debida, sobre todo, a un descenso del tono del sistema nervioso en
relación con la poca secreción de los ovarios.

Los chinos, desde hace millones de años, han aprendido a conocer y
a tratar este desequilibrio calificado como insuficiencia de Yin.

Consejos:

Empieza a mantener tu físico en buen estado, a controlar tu menú
diario y a trabajar tu equilibrio mental utilizando técnicas de relajación,
de yoga... Paralelamente, utiliza plantas, minerales y complementos
alimenticios:

– *Plantas para restablecer el equilibrio nervioso*: espino blanco,
manzanilla romana, flores y hojas de naranjo, lavanda, mejorana, meli-
sa, pasiflora, valeriana.

– *Baños con aceites esenciales relajantes y energetizantes:* basilisco,
estragón, lavanda, mandarina, mejorana, naranjo, esencia de azahar (20
a 30 gotas en total por baño; añadir aceite esencial de ciprés para la
circulación).

– *Para conservar un buen tono general:* ginseng, polvo de litotamne,
polvo de hueso, dolomita.

Las bioterapias (homeopatía, organoterapia) y la acupuntura tradicional.

La alteración de la piel y del pelo

La piel necesita durante toda tu vida (es mejor prevenir que curar) cuidados diarios para retrasar el envejecimiento, la deshidratación, la pérdida de luminosidad y de tono. Los cuidados cosméticos naturales son indispensables para mantener la irrigación y la hidratación de los tejidos cutáneos, la energía de la membrana celular que retrasa la aparición de las arrugas de expresión. Aprende a utilizar los productos a base de plantas, de aceites esenciales, de aceites grasos finos, de oligoelementos...

La modificación de los órganos sexuales

Su calidad y su tono están estrechamente vinculados con las secreciones de las hormonas ováricas. Si no hay unos cuidados constantes, observamos:

– **A nivel de los senos:** disminución progresiva de volumen y relajación de las fibras de sujeción que se traduce en una caída.

– **A nivel genital:** una disminución de las secreciones debida a un enlentecimiento circulatorio local; los relieves de los labios se difuminan y la vagina pierde elasticidad.

Cuidados naturales: se trata de nutrir e irrigar los tejidos de la mucosa vaginal y los músculos del perineo. Aconsejo la aplicación diaria de aceites grasos (ricino, almendras dulces, rosa mosqueta), que contienen entre un 5-10% de aceites esenciales y plantas regeneradoras (ejemplo: madera de rosa, geranio rosado, caléndula, centella asiática, consuelda).

Paralelamente, es indispensable practicar el ejercicio de yoga llamado «la contracción de la base», es decir, del músculo elevador del ano (ver capítulo *Las ptosis*): este ejercicio mantendrá una buena tonicidad de las paredes musculares del aparato genital y de la mucosa.

DESPUÉS DE LA MENOPAUSIA: CONTROL

Pasada la menopausia, la mujer conoce una nueva vida, libre del riesgo de la maternidad y de la molestia del ciclo menstrual. La educación de los hijos ha finalizado o casi. Es el momento para hacer la primera recopilación y de ocuparse un poco de sí misma para conservar un buen tono físico y psíquico y evitar los desarreglos consecuencia de la desaparición de la secreción de estrógenos. El envejecimiento es un enemigo que se debe vencer por todos los medios. Aprende a utilizar los medios naturales.

Cómo retrasar el envejecimiento

La vida es una lucha constante contra las fuerzas de destrucción: efecto de la pesadez, esclerosis, retracción, anquilosamiento. Quince minutos diarios de ejercicios y unos cuidados cotidianos pueden darte aún unos años de vida activa al tiempo que aparentas menos edad.

Debes saber que tus células se renuevan perpetuamente hasta el final de tu vida (salvo las neuronas, los músculos y los óvulos). Cualquiera que sea tu edad, tu cuerpo puede regenerarse, remodelarse, tu columna puede enderezarse, tus músculos desarrollarse. Es mejor empezar de joven, pero nunca es demasiado tarde. Algunas de mis pacientes han aprendido yoga o natación pasados los 70 años, otras de más de 80 años han aprendido, para su provecho, la musculación del perineo, la respiración diafragmática y el autoestiramiento.

La edad de vuestras arterias: el único revelador fiable de la vitalidad y de la edad biológica es el *medio líquido corporal*. La juventud y la salud se caracterizan por un medio líquido (sangre, linfa): *ácido, poco oxidado* (la oxidación es para el cuerpo como la herrumbre) y *puro*.

El envejecimiento y la enfermedad son resultado, en muchas ocasiones, de la oxidación (lípidos), del azúcar, del ácido úrico, de la urea, de las toxina, etc. Las arterias pierden flexibilidad por la incrustación en sus paredes de placas de colesterol (arteriosclerosis), que disminuyen el calibre de los conductos con la consecuente disminución en el aporte de oxígeno y de los nutrientes indispensables para el mantenimiento y la renovación celular. El envejecimiento se ve acelerado por la formación de moléculas que oxidan y destruyen los tejidos orgánicos. El exceso de oxígeno (espasmofilia) y de ultravioletas, la contaminación por ciertos metales pesados (plomo, mercurio), algunos productos químicos (medicamentos, pesticidas, insecticidas) aumentan la formación de radicales libres.

Plan de lucha contra el envejecimiento

Mantener un cuerpo joven es luchar en todos los frentes, mantener constantemente el buen estado de los tres pilares de salud: físico, bioquímico y psicológico.

EL FÍSICO:

La estructura: las fuerzas de gravedad tienden a atraer el cuerpo hacia el suelo, aumentado la curvatura vertebral, doblando la espina dorsal y las rodillas, favoreciendo la congestión y la caída de órganos. Este fenómeno puede empezar a pronta edad en los individuos hipotónicos (terreno linfático y nervioso). Los músculos presentan una tendencia natural a la atrofia y, si no los mantienes con los ejercicios físicos adecuados, se verán sustituidos por grasa o por tejido conjuntivo de relleno. Las articulaciones se vuelven frágiles, la artrosis (señal de envejecimiento articular) aparece. Actuar rápidamente puede salvar tus cartílagos de deterioro prematuro. Los medicamentos químicos alivian momentáneamente el dolor, pero no actúan en profundidad. Utilizarlos con cuidado y no abusar.

Cuidados naturales: revisión mecánica osteopática regular, gimnasia suave de estiramiento (antipesadez), musculación progresiva, hatha-yoga, natación, marcha, bicicleta estática.

Los órganos: el sedentarismo, la ausencia de ejercicio de musculación, una respiración defectuosa (y a menudo invertida) implican progresivamente una atrofia de los músculos de la faja abdominal, de la base muscular del perineo y una relajación de los ligamentos suspensores. Esto explica la caída de la vejiga, de la matriz, del recto, del intestino, del hígado, del estómago, de los riñones... en las mujeres sedentarias y no deportivas.

Cuidados naturales: osteopatía visceral y ginecológica, reeducación del perineo y de la faja abdominal, respiración diafragmática.

La piel, espejo del cuerpo: el mantenimiento de la piel del rostro necesita unos cuidados diarios con productos naturales de alta calidad. Evita los jabones alcalinos y el agua del grifo. Utiliza leches hidratantes, lociones florales y cremas solares aromáticas.

Los tratamientos internos son fundamentales y aportan a las células cutáneas la energía y los nutrientes necesarios para su regeneración y para la lucha contra la oxidación por los radicales libres que transforman tu delicada epidermis en cuero curtido: el tratamiento interno antienvejecimiento es esencial.

EL TRATAMIENTO INTERNO: LOS NUTRIENTES

Los complementos alimenticios aportan al conjunto de tus células elementos minerales que normalmente no ingerimos, los drenantes naturales que limpian tu organismo de toxinas y desechos, los nutrientes antienvejecimiento luchan contra la oxidación y los radicales libres:

– **Vitamina A** (retinol): se encuentra en los aceites de hígado de pescados (atún, bacalao), en las zanahorias.

– **Vitamina C** (ácido ascórbico): cereza, limón, col, naranjas, todas las frutas frescas y legumbres verdes.

– **La vitamina D natural** (que permite fijar el calcio) se encuentra principalmente en: germen de trigo, yema de huevo, aceites de hígado de pescado (bacalao), leche fresca entera, levadura de cerveza, pescados grasos, polen. El sol es también una importante fuente de vitamina D.

– **Vitamina E** (tocoferol): trigo biológico completo, berro, espinacas, germen de trigo (aceite o ensalada de germen), lechuga, levadura de cerveza, perejil, polen.

– **Selenio:** plátanos, germen de trigo, cereales completos, levadura, cebolla, carne.

– **Germanio:** ginseng, berro.

– **Zinc:** germen de trigo, cereales completos, ostras y frutos del mar, levadura de cerveza, carnes (hígados).

– Los **minerales esenciales** (calcio, magnesio, silicio) se tomarán como complementos naturales en forma de polvo de litotamne, de hueso, brotes de bambú, de cola de caballo.

LA PSIQUE:

Ya hemos visto la influencia de la psique en la salud. Más que ningún otro factor, la actitud mental es determinante en tu resistencia biológica a las variaciones del tiempo.

Tú eres lo que piensas. Cultiva los pensamientos positivos, ocúpate de los demás, aléjate de las personas negativas que absorberán tu energía, entrena tu memoria, interésate por el arte, las ciencias humanas, las lenguas extranjeras y la actualidad. Las miles de neuronas inutilizadas de tu cerebro piden funcionar y compensar las inevitables pérdidas ligadas a la edad. Estos consejos son simples y su aplicación te llevará a ser una mujer deseosa de permanecer activa, útil y seductora.

OSTEOPOROSIS Y DESMINERALIZACIÓN

La osteoporosis es una alteración de los huesos que se afinan y pasan a ser progresivamente más frágiles, como de cristal. Se debe a una desmineralización por enlentecimiento en la formación de los huesos y disminución de la actividad constructiva de las células óseas. Este fenómeno aparece después de la menopausia y puede ser retrasado, casi detenido, por métodos naturales.

La osteoporosis se manifiesta por fuertes dolores, no continuos, localizados en la columna vertebral o generalizados. Los huesos duelen a la presión.

Causas y consecuencias

En ambos sexos, el sedentarismo y la ausencia de ejercicio físico, la malnutrición, el exceso de cortisona, de adeno-cortico-trofico-hormona (ACTH), la carencia de vitamina C y D (agravada por la ausencia de exposición al sol), de flúor, la reducción de la absorción intestinal (toma regular de laxantes, diarrea crónica) y la carencia celular en calcio, son las causas más frecuentes.

Feminidad y osteoporosis: la mujer está más expuesta a este riesgo, como consecuencia de la carencia de estrógenos tanto en la menopausia como en la pubertad. Muchas veces por una radiografía se descubre una osteoporosis. El hueso es más transparente de lo normal. Cuando esta diferencia es visible, **es urgente actuar** ya que la pérdida mineral es de un 25%. Es importante su tratamiento para evitar las fracturas espontáneas del cuello del fémur (a menudo sin golpe, ni caída) y la compresión vertebral al menor esfuerzo o traumatismo.

Luchar contra la osteoporosis y la compresión

La dietética y la higiene natural: en los hospitales y las residencias para la tercera edad, es obligatorio aumentar la ración de calcio en los internos, al igual que (en los hospitales) a las mujeres embarazadas. Hemos de tener en cuenta que en los países más industrializados, la población sufre una carencia crónica de minerales y vitaminas.

Observa que las sales minerales que no han sido absorbidas por un animal o un vegetal son inasimilables. Los minerales naturales sólo son aceptables, al igual que la vitamina D, del hígado de los pescados.

Consume queso fresco, legumbres verdes y cereales completos.

Complementos alimenticios ricos en minerales: polvo de ostras, de litotamne, de cola de caballo, de bambú, dolomita, gomfrena.

El **sol** es una alimento esencial para la vida: permite no sólo el crecimiento de las plantas, sino también la fijación del calcio en los huesos: los ultravioletas fabrican vitamina D a nivel de la piel expuesta al sol por transformación de un derivado del colesterol.

Los tratamientos físicos: es aconsejable que después de una caída o un golpe que haya supuesto dolor, realizar una *radiografía de control.*

En las mujeres que no practican ningún mantenimiento físico de la columna vertebral, la pesadez provoca la acentuación progresiva del arqueo de la columna, lo que implica, con el tiempo, una disminución de la talla en varios centímetros con el paso de los años.

UN MANTENIMIENTO INDISPENSABLE:

Varios ejercicios muy simples pueden retrasar el proceso de envejecimiento y de compresión. Cualquiera que sea tu edad, acuérdate de los siguientes principios:

1. Un buen mantenimiento de la columna pasa por una **comprobación** de las estructuras (osteopatía), sobre todo si sufres deformaciones (escoliosis, lordosis, cifosis) o después de algún accidente.

2. La recuperación del buen estado de la columna vertebral y de las articulaciones debe ser *completa y progresiva*, y debe unirse a ejercicios de enderezamiento y de musculación suave. De 5 a 10 minutos cada día de ejercicios correctamente elegidos dan resultados visibles desde el primer mes. Aconsejo, bajo control de un buen profesor: hatha yoga, natación, gimnasia suave de estiramientos.

3. Cualquier ejercicio debe ir asociado a un trabajo respiratorio abdominal que te permitirá mejorar tu estado general, tu circulación y el funcionamiento de tus órganos.

Los orientales tratan por **acupuntura** todos los problemas óseos y articulares, asociándola con la fitoterapia, los masajes y la gimnasia.

Algunos puntos de acupuntura estimulan la reconstitución ósea; otros tonifican la columna vertebral, mejoran el tono general y dan energía.

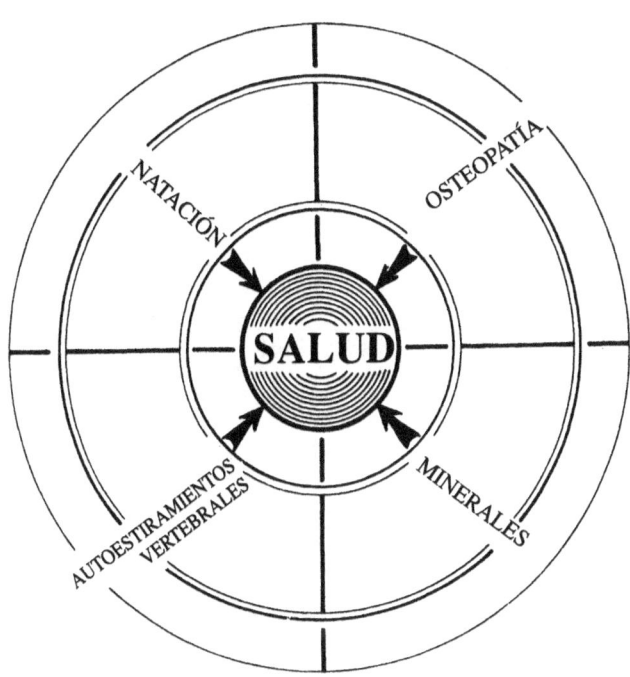

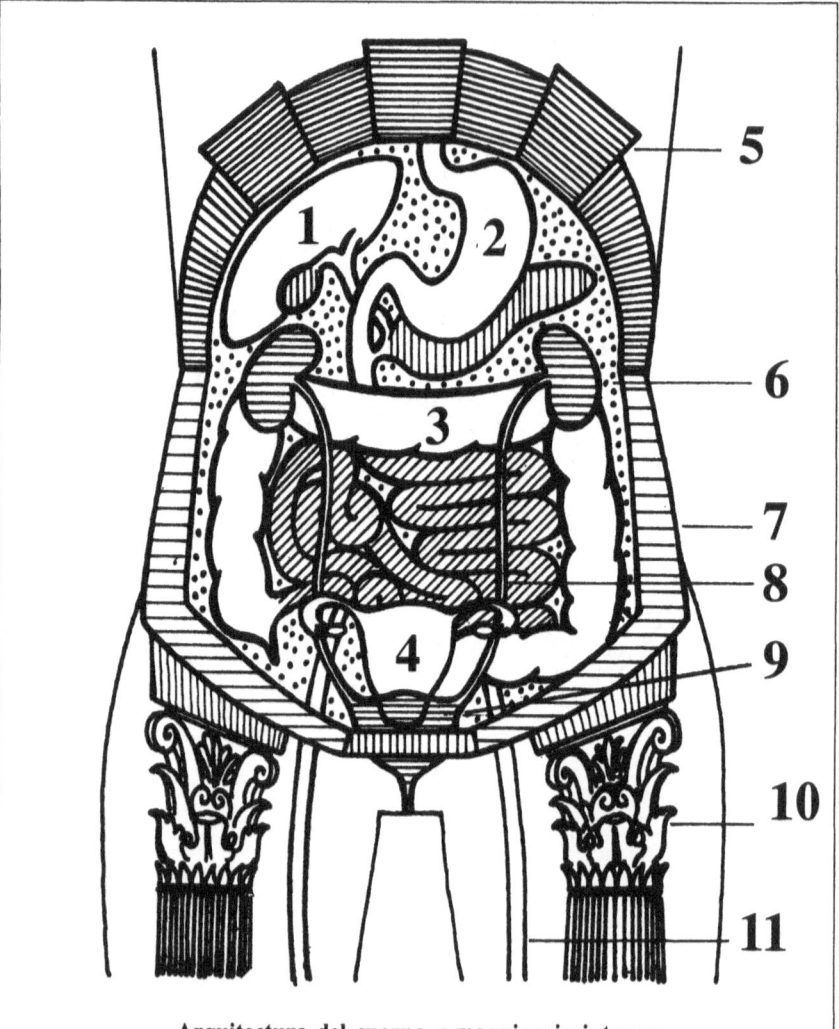

Arquitectura del cuerpo y maquinaria interna

1. hígado
2. estómago
3. intestino
4. útero
5. arco del diafragma
6. riñones

7. hueso coxal
8. uretra
9. vejiga
10. fémur
11. vena

CAPÍTULO V

LA RELACIÓN SEXUAL Y LA CONTRACEPCIÓN

La relación sexual asegura, en los seres humanos, dos funciones muy diferentes pero indispensables: la **función de reproducción** (que asegura la supervivencia de la pareja y de la especie) y la **función del placer** (función muy importante para el equilibrio físico y mental y, por lo tanto, para la salud del hombre y de la mujer). Durante mucho tiempo, los tabúes han prohibido hablar abiertamente de este aspecto de la fisiología, que implicaba culpabilidad, rechazo y todo su cortejo de problemas psicosomáticos y nerviosos.

En el campo de las relaciones sexuales, el desconocimiento de ciertos aspectos y la ausencia de comunicación en la pareja son la fuente de muchos malentendidos.

UNA PIEZA EN CUATRO ACTOS

Desarrollo aconsejable

Primer acto: la preparación constituye la etapa más importante.

Debe durar un cierto tiempo para aumentar el grado de excitación de cada uno. La mujer es mucho más lenta que el hombre en prepararse y la estimulación aparece a los 8-10 min, en la mayoría de las mujeres. Bajo los efectos de la excitación, los vasos de la zona genital se dilatan, se secreta un líquido por transudación de la pared vaginal que asegura sin problemas al paso al 2º acto. La carencia de la necesaria relajación de los músculos perivaginales y la lubricación indispensable para el buen desarrollo de la relación explican la insatisfacción, incluso el desagrado o el dolor que experimentan algunas mujeres cuyo compañero, por egoísmo o ignorancia, no dedica el tiempo suficiente a este preludio.

Segundo acto: la excitación del sistema nervioso aumenta, la respiración se acelera al igual que el ritmo cardíaco, la tensión arterial sube. El clítoris se ve afectado por movimientos periódicos, la mucosa vaginal, «invadida» de sangre, está a punto para acoger el pene.

Tercer acto: la penetración y la estimulación aumentan el nivel de tensión nerviosa y psíquica para alcanzar, pasado un tiempo más o menos largo, el orgasmo. El orgasmo (o placer) se manifiesta en la mujer por contracciones rítmicas de los músculos de la vagina. Contrariamente a la idea largamente defendida, el orgasmo es un fenómeno global y no divisible en orgasmo clitoriano y orgasmo vaginal.

Cuarto acto: se traduce en una relajación de la tensión, un sentimiento de profunda relajación y satisfacción.

Lo que se debe saber

– Algunas mujeres no experimentan ninguna sensación agradable en la penetración sin una estimulación previa y prolongada del clítoris. Los compañeros masculinos mal informadoss creen, sin ninguna duda, que el tercer acto basta para complacer a la compañera. ¡Qué error, responsable de muchas insatisfacciones!

– Aprende a comunicarte bien con tu compañero: hablar de los problemas sexuales es sano y beneficioso a condición de respetar el pudor y la susceptibilidad del compañero. Una palabra inoportuna puede romper irremediablemente los finos mecanismos del deseo, pero el silencio aún entierra más las profundas aspiraciones de los seres y las hunde. Franqueza, honestedad y tacto son los tres términos de la armonía de la pareja.

– Para recibir es necesario dar: los preludios deben dar lugar a un intercambio de caricias y no a un monólogo mecánico.

– La mujer puede experimentar varios orgasmos sucesivos, contrariamente al hombre. Por lo tanto, sería aconsejable que la mujer experimentase orgasmos ya en el preludio, lo que evitaría frustraciones y sentimientos de culpabilidad.

– El deseo del otro pasa por la seducción. La limpieza corporal, la coquetería, la conservación de una silueta armoniosa, el uso de perfumes de buena calidad, son otros condicionantes determinantes en la atracción sexual, sobre todo cuando el resplandor de la juventud se apaga.

–El buen mantenimiento de la musculatura por parte de la mujer es fundamental, sobre todo la del perineo. Esta base muscular que sostiene los órganos de la pelvis debe ser objeto de una reeducación intensiva después de cada parto, sobre todo en el caso de desgarro o episiotomía. La atonía de estos músculos hace disminuir las sensaciones tanto en el hombre como en la mujer y puede implicar una disminución del deseo cuando no un total desinterés por las relaciones sexuales. Cuántas parejas han reencontrado las sensaciones de antaño por una simple recuperación de esta zona de la que algunas aún no se atreven a hablar a su ginecólogo. Un mantenimiento diario permite conservar una flexibilidad y una irrigación compatible con una vida sexual satisfactoria hasta una avanzada edad.

– El deseo de la mujer es cíclico y corresponde a extremos relacionados con las secreciones hormonales. El hombre, siempre está a punto para responder a cualquier reclamo, incluso en caso de fatiga pasajera o impotencia.

LOS PROBLEMAS SEXUALES

La frigidez, la dispareunia y el vaginismo constituyen los problemas sexuales más frecuentes en la mujer. Estos problemas difíciles necesitan la colaboración de expertos en orientación complementaria: sexólogo o ginecólogo, osteópata, relaxólogo, acupuntor, fitoterapeuta, naturópata u homeópata... La ingesta de drogas químicas (tranquilizantes, relajantes musculares o, al contrario, excitantes afrodisíacos) no tratan a fondo el problema y no aportan soluciones satisfactorias duraderas.

He tratado bastantes casos de este tipo para poder afirmar que la eternización de estos problemas es debida, sobre todo, al silencio de la mujer sobre estos aspectos que, a menudo, esconde cuidadosamente y que le llevan a enfermedades como la depresión, espasmofilia, fatiga crónica... Una vida sexual satisfactoria es indispensable para el equilibrio general. Es necesario abordar este problema con seriedad y lucidez, desdramatizándolo.

El vaginismo: bloqueo espasmódico

Este problema, benigno, proviene de la intensa contracción de los músculos perivaginales durante cualquier tentativa de relación sexual o de una examen ginecológico. Antes que nada, se trata de un problema de origen psicosomático, por la angustia de un dolor a la penetración vaginal en una zona espasmófila. El tratamiento debe ser seguido por un especialista pluridisciplinar. Debe unir:

– Un **reequilibrado mineral de la zona:** utilización de sales minerales asimilables (polvo de hueso, polvo de ostras, polen, cola de caballo, polvo de litotamne).

– Un **reequilibrado del sistema nervioso:** por la utilización de plantas útiles antiespasmódicas: espino blanco (puntas y fl.) + manzanilla romana (puntas y fl.) + flores de naranjo + mejorana + verbena limonera (f.): mezclar a partes iguales, decocción suave; 3 tazas al día o extractos naturales de pasiflora + valeriana.

Aplicación sobre el bajo vientre de una mezcla sinérgica de aceites esenciales descontracturantes: estragón + basilisco + mandarina + esencia de azahar (10 a 20 gotas puras o diluidas al 50% en aceite graso fino).

– Un **método de relajación** unido a la adquisición de conciencia del cuerpo y del carácter normal e indoloro de la cavidad vaginal; la práctica de ejercicios de contracción y de descontracción del perineo será indispensable para despertar esta zona del cuerpo tan sensible al estrés.

– Un **masaje** local progresivo actuará directamente sobre la relajación del espasmo muscular.

La dispareunia: la relación dolorosa

Es un problema físico doloroso experimentado durante la penetración vaginal. Muchas veces este problema se sufre en silencio durante años. Los tratamientos médicos son, a menudo, frustrantes y el problema sólo es descubierto cuando se realiza un chequeo completo natural, por otro problema (dolores lumbares, depresión, alteración del estado general). El dolor puede ser superficial, desde la entrada de la vagina, o incluso profundo.

El **dolor superficial** o **vaginitis** de tipo quemazón o picor, normalmente es debido a una infección por hongos (micosis), secundario a un desequilibrio de la acidez del medio vaginal. A menudo, se observan problemas después de tomar antibióticos o la píldora anticonceptiva (que desequilibra el pH vaginal, destruyendo el bacilo de Döderlein).
Tratamiento natural: consultar con un especialista que reequilibrará la zona (aceites esenciales, plantas, homeópata, oligoelementos naturales, minerales...).

El **dolor profundo** normalmente se atribuye a un problema psicológico (vaginismo). En la mayoría de los casos es consecuencia de un problema físico general o local:
CAUSAS BIOQUÍMICAS: desequilibrio mineral (carencia de calcio, de magnesio, carencia de vitamina D y oligoelementos), responsable de un estado de espasmofilia y una tensión dolorosa de los músculos del perineo y del útero.
CAUSAS PSÍQUICAS:
– Un *desequilibrio nervioso* por el bloqueo del plexo solar o pelviano que provoca un espasmo localizado de los músculos del diafragma abdominal y diafragma perineal.
– Una *incorrecta posición del útero* (anteversión, retroversión, lateroversión, ptosis) bien sea a consecuencia de un defecto del hueso de la pelvis, bien sea por un parto difícil.
– Las *secuelas de una intervención quirúrgica* (zona ginecológica y rectal) que han dejado cicatrices dolorosas y adherencias.
OTRAS CAUSAS MÉDICAS: malformaciones congénitas, himen muy resistente y estrecho, salpingitis, endometriosis, quistes.

TRATAMIENTOS:

– **Dietético** para reequilibrar los aportes alimenticios (productos biológicos); aumenta tu ración de queso descremado (10 a 20% máximo), rechaza los alimentos refinados, utiliza complementos alimenticios naturales y plantas remineralizantes (polen, bambú, litotamne), vitamina D (aceite de hígado de bacalao).

– **Físicos**: osteopatía, gimnasia respiratoria. El osteópata puede volver «hacer funcionar» diversas estructuras de la esfera genital: devuelve a una posición más normal los órganos, ablanda manualmente las cicatrices y adherencias, te enseña movimientos específicos para equilibrar tu perineo, tu diafragma, mejorar la circulación venosa y linfática para descongestionar el útero y los órganos vecinos.

CONSEJO: ante cualquier dolor anormal profundo o superficial, consulta a tu ginecólogo. Si el examen es negativo o si la afección resiste al tratamiento clásico o recae, intenta tratar la causa y la zona; un tratamiento natural eficaz debe ser iniciado sin tardar.

La sequedad vaginal

El ciclo femenino se caracteriza por una alternancia de momentos hormonales que actúan directamente sobre las secreciones de las glándulas en el mucus de la pared vaginal, del cuello del útero y de la microcirculación capilar genital bajo la dependencia del sistema nervioso vegetativo (sistema simpático y parasimpático). La sequedad vaginal, al igual que la sequedad de la nariz o la boca, traduce un **desequilibrio del sistema neurovegetativo y del equilibrio hormonal.**

Esta afección puede manifestarse a cualquier edad, pero sobre todo después de la menopausia. Esto no afecta a la capacidad orgásmica ni sobre las secreciones que dependen del sistema neurovegetativo que regula la microcirculación. En la mujer en período de actividad ovárica, la sequedad es debida sobre todo a un ausencia de deseo y de excitación de origen psicológico. Su tratamiento se limita a eliminar las causas del bloqueo. El compañero participa activamente en el tratamiento y debe conocer el problema. La atracción sentimental es determinante en estos problemas de claro dominio psíquico.

CUIDADOS NATURALES:

– Complementos alimenticios: polen, ostras, régimen equilibrado enriquecido con vitaminas A, C y E.

– Unción de la pared vaginal con aceite de *Rosa mosqueta* o de aceite de ricino (una o dos veces al día).

– Practicar regularmente ejercicios de contracción del perineo, tipo yoga, 10 contracciones mantenidas varios segundos espirando lentamente (cinco a diez veces al día), mantendrán el tono muscular y activarán la microcirculación local.

La disfunción orgásmica: la frigidez

El orgasmo femenino es un reflejo desencadenado durante la estimulación de zonas sexuales por mecanismos complejos, procurando una sensación de intensidad variable. El término de *frigidez* define la ausencia total del orgasmo.

De la frigidez primaria de la mujer que nunca a experimentado la menor satisfacción sexual a la que como sus sentidos se despiertan por una caricia, desde un desacuerdo sexual a una infidelidad, existe una amplia gama de matices.

Este problema debe ser abordado con lucidez y naturalidad, intentando liberarlo de toda la gama de tabús que lo rodean, lo esconden y lo mantienen, destruyendo insidiosamente el equilibrio psicosomático y la salud.

CAUSAS MÁS FRECUENTES:

Frigidez primaria: traumatismos psicológicos de la infancia, agresiones sexuales, educación sexual deficiente o errónea, desvalorización de la idea de placer (culpabilidad), imposición de un compañero, entorno familiar inhibidor, condiciones desfavorables en la vida de pareja, promiscuidad...

– **Frigidez secundaria:** cambio en las condiciones de vida (nacimiento mal aceptado), agotamiento, situaciones familiares conflictivas, uso de medicamentos que modifican las secreciones hormonales y el equilibrio nervioso vegetativo (tranquilizantes, calmantes, hormonas de síntesis...).

CUIDADOS NATURALES:

– Toma conciencia de tu problema.

– Cambia, si es posible, las condiciones y el modo de vida para suprimir las causas de agotamiento y de desequilibrio nervioso (alimentación, estado mental, estado físico).

– Salvo necesidad vital, evita el abuso de medicamentos hormonales o neurolépticos que alteran la libido.

– Busca, con tu compañero, cómo mejorar vuestras relaciones, insistiendo en la fase preparatoria.

– Mejora tu estado general con:

La *dietética*: utilización de complementos alimenticios como polen, polvo de litotamne, ostras (frescas o en comprimidos).

Plantas tonificantes energéticas: gomfrena (polvo de raíz, 1,5 g/día) y marapauma (en polvo: 1 a 2 g/día, o en extracto líquido), ginseng.

– Plantas aromáticas tónicas afrodisíacas: cóctel de aceites esenciales de cúrcuma + gengibre + ajedrea de montaña + salvia clareada + ylang ylang (2 gotas de esta mezcla, de tres a seis veces al día en miel de abeto).

– Pero, sobre todo, consulta con un especialista: un psicoterapeuta cualificado o un sexólogo o un consejero matrimonial (para buscar el aspecto psicológico del problema), un osteópata (para buscar una causa ginecológica, craneal o vertebral), un acupuntor tradicional (para el reequilibrado energético, general, orgánico, hormonal y nervioso), un naturópata (que te ayudará a reequilibrar el terreno hormonal y nervioso por la homeopatía, las plantas, la simpaticoterapia y a suplir los errores por carencia nutricional).

LOS MÉTODOS CONTRACEPTIVOS CLÁSICOS Y NATURALES

Los métodos contraceptivos tienen como objetivo impedir un embarazo no deseado. Todos presentan ventajas e inconvenientes que es necesario conocer antes de poder elegir libremente. Insistiremos en los tres principales: la eficacia del método, la ausencia de efectos secundarios en la salud física y mental y el aspecto práctico.

Si establecer la eficacia de un método pasivo como la esterilización definitiva, la ingestión de la píldora o el DIU, es fácil, por contra, cifrar el grado absoluto de fiabilidad de un método condicionado por las condiciones de aplicación es mucho más difícil.

La influencia de la medicina en la vida sexual ha orientado a la pareja hacia métodos que necesitan un control y unos exámenes periódicos: DIU, píldora. Existen otros métodos naturales, igual de eficaces, pero que requieren **una concienciación personal.**

Los diferentes métodos que voy a exponer a continuación son fruto de muchos años de observación clínica y estudios estadísticos. Así, cada mujer, según sus creencias, su educación y su forma de ver la vida, podrá elegir entre uno u otro con conocimiento de causa y consultar, para tener más conocimientos, las obras citadas en la bibliografía. Estos métodos son de tres clases: mecánicos, químicos y naturales.

Los procedimientos mecánicos

Son los que impiden el encuentro del óvulo con el espermatozoides:

El **preservativo masculino** es de total inocuidad, totalmente seguro siempre y cuando sean de buena calidad y garantizados, y, además, protege de las infecciones venéreas.

– *Ventajas:* simple, seguro, fiable, antiinfeccioso, natural (látex), prevención indispensable contra el virus del SIDA.

– *Inconvenientes:* eficaz siempre y cuando se use adecuadamente.

El **DIU** tiene como finalidad impedir la nidación del huevo en el útero. En el campo de la contracepción se han realizado muchos progresos. Algunos contienen cobre (antiinfeccioso y antiinflamatorio). El DIU es muy eficaz (97%), pero presenta varios inconvenientes:

– En las mujeres que no han tenido hijos aumenta el riesgo de infección, por lo que es desaconsejable.

– En las que sufren algún fibroma o útero fibromatoso, en las que presentan fragilidad capilar (vasos que se rompen fácilmente ocasionando morados), este medio mecánico puede provocarles pequeñas hemorragias crónicas, fatiga crónica y anemia.

Procedimientos químicos: la píldora anticonceptiva

Millones de mujeres utilizan habitualmente la píldora, sin demostrar, en apariencia, ningún problema. Este método anticonceptivo presenta numerosas dudas desde el punto de vista de la comodidad, la utilización y la eficacia. Pero, actualmente, sus inconvenientes son conocidos y cada mujer, antes de recurrir a ella, debería informarse. Los efectos secundarios son tanto físicos como psíquicos y se ven *agravados por el consumo habitual de tabaco o medicamentos*.

Efectos secundarios psíquicos: irritabilidad, fatiga, problemas depresivos, problemas de memoria, de concentración, de sueño (insomnio o somnolencia), disminución de la libido (desaparición del deseo sexual).

Efectos secundarios físicos: estéticos (piel seca, aparición de arrugas, acné, dermatosis, eczema, sequedad o pérdida del cabello, aumento de peso a veces importante, edemas en los miembros inferiores,...) hinchazón dolorosa en los senos, aumento en la frecuencia de caries dentales, problemas hepáticos (unidos a un agotamiento de este órgano cuya principal función es destruir el exceso de hormonas), problemas de visión, dolores y calambres en los músculos de la columna vertebral.

El terreno hormonal se ve lenta pero profundamente modificado por la toma de anticonceptivos orales que crean un terreno propicio para el desarrollo de inflamaciones e infecciones (vaginales y urinarias), por microbios, micosis (candida albicans) y virus.

En algunas ocasiones se han observado problemas más serios, unidos al aumento de grasa en la sangre (una de las causas de hipertensión arterial), varices y, en ciertas mujeres con predisposición, accidentes cardíacos, trombosis o embolias. Según algunos investigadores, el uso prolongado de anticonceptivos puede provocar ciertos cánceres genitales.

Todos los efectos secundarios nos parecen excesivos en relación a las ventajas que la mujer puede obtener de esta forma de contracepción, cuya única ventaja es que es práctica.

Para atenuar los efectos secundarios: si, por motivos de fuerza mayor, la toma de la píldora es la única alternativa posible, es necesario compensar las carencias y desequilibrios que conlleva tomando complementos alimenticios:

– Vitaminas del grupo B (levadura de cerveza, cereales germinados, cereales completos).

– Vitamina C natural (limón, naranja, frutas y legumbres en general, cereza acerola –veinte veces más rica en vitamina C que el limón).

– Vitamina E (germen de trigo, cacahuete, hígado, berro, lechuga, yema de huevo...).

– Yodo, selenio, germanio, zinc... asimilables.

Los procedimientos naturales

Esta elección que en la actualidad parece anacrónica, necesita un perfecto conocimiento de los procesos fisiológicos de la sexualidad, un gran dominio del cuerpo y un profundo respeto por los ritmos naturales. El **coitus reservatus** es practicado desde muy antiguo por los orientales. Se trata de evitar la eyaculación según unas técnicas precisas. Conocido con el nombre de taoísmo sexual, aún se practica en la actualidad como método anticonceptivo, y también para aumentar la vitalidad y la longevidad. Este método requiere del hombre un gran dominio y proporciona a la mujer muchas ventajas sensuales: no presenta ningún inconveniente.

El **coitus interruptus** consiste en evitar toda eyaculación intravaginal. No está exento de fracasos imputables a la repetición de la relaciones o a un control insuficiente (15 al 20%). Practicado por numerosas parejas sin ningún problema, sólo se debe evitar en el período fértil de la ovulación.

El **método Billings:** los inventores del método, los doctores Billings, han sabido, por un minucioso estudio de la fisiología femenina, determinar con una clara precisión el período fecundo durante el cual es indispensable abstenerse de practicar relaciones sexuales si la pareja no desea hijos. Al contrario, las parejas afectadas de esterilidad funcional (ver el capítulo de la *Esterilidad*) tendrían que controlar con antención este período para aumentar sus posibilidades de fecundación.

Sin entrar en detalles, la técnica esencial de este método consiste en observar el *flujo cervical*, moco transparente secretado por el cuello del útero:

– *Fuera del período fecundo* este moco es espeso como la clara del huevo coagulada y cierra herméticamente el cuello, impidiendo el paso de los espermatozoides.

– *Justo antes del período fecundo*, el flujo se vuelve líquido, como hilos, transparente, y permite el paso de los espermatozoides a través del cuello sirviéndoles de reserva nutritiva para su ascensión hacia el óvulo que les espera en la trompa de Falopio. Este período se manifiesta por una sensación intravaginal húmeda que alcanza su máximo el día «J».

Cómo observar el flujo: tomar un poco de flujo cada mañana con los dedos y ver su viscosidad. Establecer un calendario anual que permitirá, desde la pubertad de la mujer, conocerse mejor y elegir mejor, más tarde, su método anticonceptivo.

Este método es muy utilizado en muchos países donde el problema de la contracepción es crucial. La imagen ofrecida a las mujeres que quieren practicar este método es a la vez poética y práctica: el grano, para germinar, necesita humedad (flujo líquido e hilachado), entonces evita, como un día de lluvia, sembrar el grano; abstente los días siguientes hasta la desaparición de la humedad. El período de abstinencia aconsejado es de 4 a 5 días.

Este método es practicado por muchas parejas. Su eficacia es tan elevada como la del DIU o la píldora y su aprendizaje es cuestión de motivación y perseverancia.

– *Ventajas:* muy satisfactorio para la vida de pareja que puede «programar» sus nacimientos.

– *Inconvenientes:* abstinencia periódica obligatoria, examen diario del flujo. Período de observación sin relaciones durante un mes, sobre todo después de dejar de tomar la píldora o el DIU.

El método de la temperatura: la ovulación está marcada por una modificación de la temperatura matinal que aumenta hasta la ovulación. Este método no permite prever la ovulación, pero sí constatarla a posteriori. Se debe tomar la temperatura rectal cada mañana. El período de seguridad es de unas 48 horas después de la subida de la temperatura hasta las reglas, o sea un máximo de 8 a 10 días por ciclo.

– *Inconvenientes:* algunas mujeres tienen una curva sin diferencia de temperatura. Período de seguridad muy corto, poco satisfactorio para algunas parejas. Imposibilidad de practicarlo fuera de una vida muy controlada. Constancia en la toma de la temperatura.

– *Ventajas:* algunas mujeres lo utilizan conjuntamente con el método Billings. El flujo previene de la llegada del período fecundo, la temperatura confirma que la ovulación se ha producido.

Los otros métodos

– **Ducha vaginal:** inseguridad garantizada (40% de fracasos).

– **Espermicidas locales:** aseguran la destrucción de los espermatozoides. Un 5% aproximadamente de fracasos. Deben colocarse unos 20 minutos antes de la relación. En principio, en caso de embarazo, los espermatozoides escapados no serían alterados.

– **Método de períodos de abstinencia** (Ogino-Knaus): se basa en azarosos cálculos que han permitido a muchos bebés ver la luz. En efecto, el ciclo femenino se presta tan mal a los cálculos como la meteorología. Ésta es la razón del fracaso de este método que consideraba que la ovulación de producía sistemáticamente en un mismo día (tasa de fracasos del 15 al 30%).

SEGUNDA PARTE

LAS MEDICINAS ALTERNATIVAS

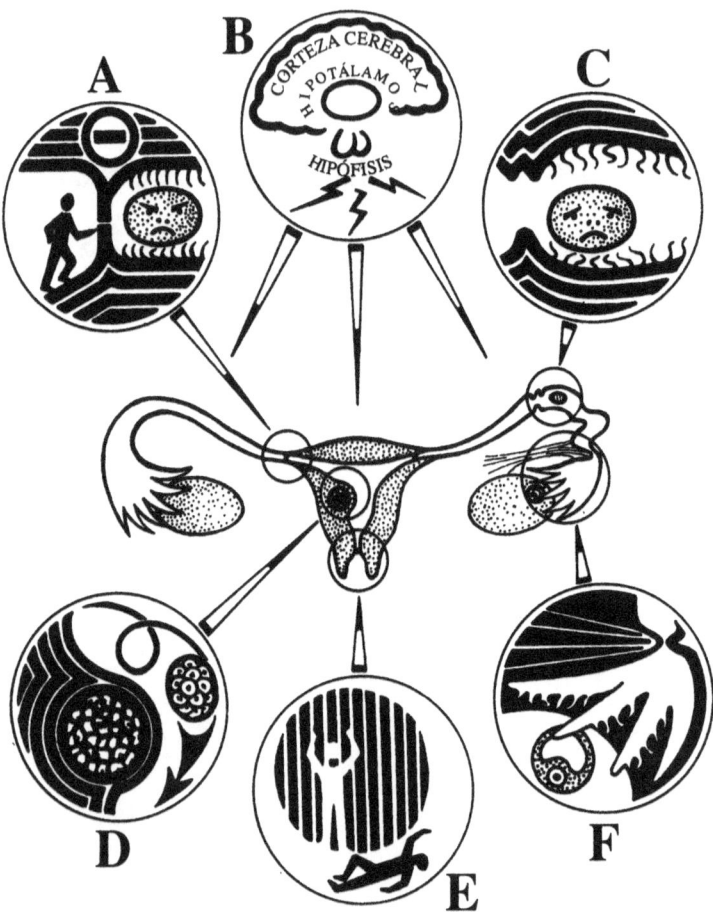

Las causas de la esterilidad

A. imposibilidad, para el espermatozoide, de penetrar en la trompa, o para el huevo fecundado de descender.

B. causas a nivel psíquico y del eje córtico-hipotalámico-hipofisiario.

C. moco nutriente insuficiente, cilios vibrantes paralizados o espasmo en la trompa.

D. fibroma importante que impide la nidación.

E. flujo cervical demasiado espeso, pH demasiado ácido.

F. adherencias, cilios vibrantes paralizados o causa ovárica.

ESTERILIDAD Y MÉTODOS NATURALES

Un 15% de las parejas que desean niños no satisfacen su deseo. En un 95% de los casos, después de muchos años de exámenes y tratamientos infructuosos, la pareja decide consultar con un especialista que practica *otra medicina*.

¿Esterilidad o hipofertilidad?

El término *esterilidad* debería reservarse a las parejas definitivamente infecundas por una causa irreversible. A priori, y hasta que se agotan todas las posibilidades terapéuticas una pareja debe ser considerada como *hipofértil* y no como estéril.

Las causas de la esterilidad son múltiples. La acumulación de los problemas de la vida moderna, factores de estrés, **desequilibrio del terreno biológico,** favorecen el desarrollo de desórdenes funcionales como la esterilidad.

Las correcciones naturales de la esterilidad

Antes de iniciar un tratamiento natural, es necesario realizar un *cuidadoso chequeo*. Nos aseguraremos que los análisis clínicos y de laboratorio fundamentales estén bien efectuados y que no existe ningún obstáculo insuperable.

Los **factores mecánicos,** campo de acción de la *osteopatía*. Para el osteópata, cualquier perturbación de la mecánica es susceptible de crear un desarreglo de los órganos con los cuales mantiene relaciones nerviosas, sanguíneas, mecánicas...

La intervención del osteópata se sitúa a varios niveles: a *nivel craneal* para actuar sobre las glándulas endocrinas cerebrales (hipotálamo e hipófisis), a *nivel vertebral* y a nivel del sacro

---

Unas cifras que debemos conocer:

– 10% de parejas que mantienen relaciones sexuales completas y regulares no consiguen un embarazo en los dos primeros años.

– En un 40% de los casos influyen uno o varios factores femeninos; en un 20% los dos se ven afectados.

– **10% de los casos de esterilidad no responden a ninguna causa conocida por al medicina alopática.** Es en este 10% resistente al análisis clásico donde la medicina natural tiene más probabilidades de aportar soluciones.

(para actuar sobre el sistema neurovegetativo del útero y de los ovarios), a *nivel de la zona ginecológica* misma (sobre los órganos, sus anexos, los músculos y fascias circundantes).

El tratamiento osteopático se basa en exámenes complementarios fáciles de llevar a cabo por la misma paciente: la curva de temperatura y el examen del flujo cervical.

Los **factores energéticos de la esterilidad,** campo de acción de la *acupuntura*. Las modificaciones de la circulación de la energía en la red de los meridianos implica un descenso o una elevación de los órganos afectados. El ejemplo simple es el bloqueo de las reglas («bloqueo de la sangre») después de un baño frío; el acupuntor busca tratar la fuente del problema por la moxa, por aguja o por masaje para hacer «saltar» la barrera y permitir que la energía circule de nuevo.

Los **factores psicológicos de la esterilidad:** cualquier estado emocional es capaz de crear problemas a nivel del cuerpo en forma de espasmo, modificación del funcionamiento de las glándulas endocrinas y de los órganos sobre los que ejerce influencia de aceleración o de enlentecimiento. La *psicoterapia* es indispensable para regular, por ejemplo, una amenorrea que tiene su origen en un conflicto afectivo de la infancia o un choque psicológico.

Los **factores nutricionales de la esterilidad:** los estados de catarro o de derrames están en estrecha relación con una alimentación demasiado rica en hidratos de carbono, que provocan una irritación de la mucosa que se traduce en derrames o catarro a nivel de todas las glándulas con mucosidad: nariz, bronquios, trompas, útero, vagina...

Los **estados espasmódicos:** la espasmofilia es una perturbación general neurohormonal que afecta a las zonas psicológicamente frágiles. Su estabilización requiere concienciación personal y la eliminación de todos los factores de predisposición como:

– Problemas crónicos de la mineralización (terrenos fluóricos), carencia de fijación (aporte indispensable de vitamina D), aporte suficiente de sales minerales asimilables.

– Problemas neurovegetativos por bloqueo del plexo (después de accidentes), existencia de focos dentales o cicatrices perturbadores (operaciones o infecciones).

– Bloqueo del diafragma que implica una ventilación demasiado rápida (respiración de la mujer que da a luz) y un estado de hiperoxigenación que provoca un estado de espasmo crónico y una hiperexcitabilidad del sistema nervioso, una ansiedad crónica y una susceptibilidad difícilmente soportable por los que nos rodean.

Las **causas por medicamentos:** la acción de ciertos medicamentos sobre la fisiología general y la fecundidad es bien conocida. Las medicinas son directamente responsables:

DE PERTURBACIONES HORMONALES:
– A nivel del ovario, los **anticonceptivos orales** cuyos efectos se prolongan hasta varios meses después de tomarlos.
– A nivel de las secreciones hipofisiarias la lista es larga y no limitada: barbitúricos, IMAO, metildopa, morfinas, neurolépticas, reserpina...

DE MODIFICACIONES DEL EQUILIBRIO NEUROVEGETATIVO general o local que conlleva espasmos o atonía de la musculatura lisa: alcalosis metabólica inducida por diuréticos (espasmofilia de origen medicinal), miorrelajantes, antidepresivos, excitantes, euforizantes,...

Esta breve referencia a los efectos que los productos químicos producen sobre los mecanismos complejos de la fecundidad femenina, debe hacerte pensar sobre las drogas y los medicamentos en general.

AMENORREA O AUSENCIA DE REGLAS

La amenorrea se caracteriza por la detención de las reglas en una mujer o chica en edad de menstruar. Diferenciamos dos tipos de amenorrea:

— La **amenorrea primaria** se da en las jóvenes de más de 16 años que nunca han tenido la regla.

— La **amenorrea secundaria**: desaparición de las reglas durante más de dos ciclos sin embarazo y sin extracción quirúrgica de los ovarios.

Causas

Las causas son complejas y traducen una importante perturbación física, hormonal o psíquica:

— El adelgazamiento y la obesidad suponen un *desarreglo* del centro que rige el apetito, el metabolismo y de la producción hormonal: el hipotálamo.

— El *hígado* tiene, entre otras muchas funciones, la de destruir las hormonas que circulan por la sangre. Su desarreglo después de una hepatitis vírica, de una insuficiencia crónica de origen hereditario o consecuencia de errores alimenticios, puede romper el equilibrio hormonal y bloquear la hipófisis.

— La *anorexia mental* que se acompaña de un adelgazamiento importante requiere una psicoterapia seguida muy de cerca.

— Los *choques psicológicos importantes* (desengaños, decepciones) pueden bloquear las secreciones hormonales del hipotálamo, al igual que las *situaciones psicológicas negativas* (frustración, encarcelamiento...).

— A nivel del útero, las *intervenciones quirúrgicas* o los *abortos* pueden provocar que el endometrio no responda a los estímulos hormonales.

— A nivel de los centros de mando, los *choques* y *traumatismos* directos o indirectos a nivel de la cabeza pueden implicar perturbaciones en la irrigación y en la función de los centros de mando hormonales (hipotálamo e hipófisis).

— *Choque térmico:* desaconsejo los baños de agua fría durante las reglas. Los acupuntores muchas veces tienen que tratar estas amenorreas secundarias que los chinos llaman *«bloqueo de la sangre»*.

Cuidados naturales

El tratamiento necesita los cuidados de un especialista que unirá varios métodos:

– Corregirá **el equilibrio orgánico y nutricional** por un régimen alimenticio y de superalimentos (que aportarán calcio, hierro, selenio, germanio, magnesio, zinc), por plantas medicinales (aquilea media-hoja, artemisa, manzanilla, perejil, hierba cana) y germen de trigo a dosis altas (vitamina E).

– Corregirá **las causas energéticas, nerviosas y hormonales** por la acupuntura tradicional china (para desbloquear la energía y la sangre), la simpaticoterapia endonasal, la homeopatía, la organoterapia, la oligoterapia y la aromatoterapia (ciprés, estragón, grosella común, perejil, romero, salvia, ylang ylang).

– Corregirá **las causas mecánicas** por osteopatía visceral y ginecológica (regulará los problemas mecánicos de los diferentes órganos), craneal (libera los bloqueos a nivel del hueso de la cabeza y mejora la irrigación de la hipófisis y el hipotalamo) y vertebral, unido o no a gimnasia perineal o vertebral.

LAS REGLAS DOLOROSAS O SÍNDROME PREMENSTRUAL

El ciclo femenino, en condiciones normales, se desarrolla tan naturalmente como el paso de las estaciones. Sin embargo, nos vemos obligados a decir que la mayoría de las mujeres sufren problemas más o menos importantes con los que algunas aceptan cohabitar.

¿Enfermedad o señal de estrés? El síndrome premenstrual no es una enfermedad, sino un desequilibrio nervioso y hormonal cuyo origen puede encontrarse con un chequeo natural de salud. Tiene su origen en el desequilibrio de la balanza entre las dos hormonas secretadas por el ovario: estrógeno (exceso) y progesterona (insuficiente), un desequilibrio secundario por un estado de tensión nerviosa crónica, o por desórdenes mecánicos, energéticos o nutritivos.

El tratamiento médico clásico habitual consiste en la ingestión de progestativos orales. El método natural busca y trata las causas.

Varias causas y problemas

La causa más simple es de orden **nutritivo**, por carencia o desequilibrio e intoxicación crónica de origen alimenticio:

– Carencia en el aporte o en la fijación del calcio, magnesio, vitaminas A, B, C, E, selenio, germanio...

– Exceso de azúcar y grasas, de carne, sobrecarga de toxinas en el organismo (desechos metabólicos), que provocan un estado de hiperactividad orgánica y una creciente sensibilidad a las variaciones y a las tasas de hormonas circulantes, insuficiencia hepática.

– Abuso de sustancias tóxicas para el sistema nervioso (café, tabaco y otros pseudo-alimentos que contienen alcaloides), ciertos medicamentos.

El **estado de estrés** provocado por las agresiones de nuestro entorno, sobre todo notado por las mujeres, psicológicamente más vulnerables.

Las otras causas son de **origen mecánico** y pertenecen al campo de la osteopatía: nivel craneal, vertebral y ginecológico.

Los problemas que entran dentro del cuadro de síndrome premenstrual son de dos clases: psíquico y físico. Se producen en la segunda parte del ciclo menstrual y cesan cuando se inicia la regla:

– **Problemas psíquicos:** nerviosismo, agresividad, agitación, tendencia depresiva, hipersensibilidad emocional...

– **Problemas físicos:** dolor de cabeza, aumento de peso, hinchazón de los párpados, del rostro y de las piernas, dolores más o menos violentos a nivel del útero y del bajo vientre que desaparecen con la llegada de la regla.

El tratamiento naural también es complejo

Asocia, según los casos, varios métodos complementarios que tratarán las causas descubiertas con el chequeo:

– Un aporte de sales minerales asimilables en forma de polen, polvo de cola de caballo o de litotamne.

– Técnicas de relajación por la sofrología, el control diafragmático.

– Una complemento energético por medio de complementos alimenticios, aceites esenciales, magnetoterapia y acupuntura tradicional (por la utilización de moxas).

– Masaje con aceites esenciales antiespasmódicos como: estragón, basilisco tropical, palamrosa, sobre el bajo vientre (dos o tres veces al día durante una semana antes de la regla).

– Utilización de plantas antiestrés (como la gomfrena) y calmantes (valeriana, pasiflora, loto).

Fórmula de plantas descongestivas del útero: aquilea media-hoja (puntas y fl.) + artemisa (pl) + manzanilla romana (fl.) + marrubio (Pl.) + perejil (f.) + salvia (pl.) + salvia blanca (botones) + hierba cana (pl.) + caléndula(fl.) + viña rosa (f.): en mezcla, 10 g de cada una. Una cucharada de café en 3 ó 4 tazas al día.

– Reequilibrar sistema nervioso por simpaticoterapia.

– Cultivar el espíritu positivo y el optimismo, **visualizar la curación** y el bienestar en lugar de angustiarse y asustarse inconscientemente.

LAS PÉRDIDAS NORMALES Y ANORMALES

Hemos de diferenciar dos clases de pérdidas:
– Las **pérdidas blancas:** fisiológicas (flujo cervical) y patológicas (inflamación e infección).
– Las **pérdidas de sangre** anormales fuera de las reglas (metrorragias) o reglas muy abundantes (menorragias).

Las pérdidas transparentes y blancas

Las «pérdidas» son muchas veces, fuera de las infecciones, secreciones normales o fisiológicas; cualquier mujer debe conocer el **flujo cervical** (ver capítulos *Fisiología y Contracepción*)
Las pérdidas blancas anormales:
1. Los estados congestivos de la pelvis, el estreñimiento crónico, la malposición del útero, el bloqueo del diafragma, una alimentación demasiado rica en harinas, en azúcares y carnes grasas favorecen la aparición de catarros, hipersecreciones anómalas de moco.
2. Ciertos microorganismos, hongos o parásitos, pueden contaminar el flujo cervical y ser fuente de vulvitis, vaginitis, cervicitis, caracterizadas por pérdidas blancas que toman una coloración purulenta, de olor

desagradable, irritantes, acompañados de quemazón o molestias, de cistitis más o menos intensas y de alteración del estado general.

Atención: ante este problema, actúe con urgencia consultando directamente a un especialista en aromaterapia. En efecto, los antibióticos muchas veces sólo funcionan momentáneamente. Beneficiosos para las infecciones venéreas donde actúan con rapidez, los antibióticos deben ser compensados para una completa recuperación de la zona, si no pueden producirse recaídas o pueden aparecer hongos (candidiasis) a corto plazo.

Las pérdidas de sangre: metrorragias

Cualquier pérdida anormal de sangre debe ir acompañada de una visita inmediata al ginecólogo. De nada sirve preocuparse en exceso, sin embargo, debes conocer unas reglas esenciales:

– Saber que si una pérdida se asocia a un retraso en las reglas, puede tratarse de una **urgencia médica** (hemorragia debida a un embarazo extrauterino).

– Saber que, como en los cortes en el cuero cabelludo, la hemorragia es más impresionante que grave.

Conocer las causas:

– *Causas vaginales:* dejando de lado la desfloración que conlleva una pequeña hemorragia debida al desgarro del himen, debemos tener en cuenta las infecciones por trichonomas.

– *Causas funcionales:* el desequilibrio hormonal es la base de las hemorragias secundarias debidas a un exceso de estrógenos. Este exceso depende de muchos factores; muchas veces son debidos a medicamentos como la píldora, el ácido acetil (aspirina), la fatiga, ciertas enfermedades como la diabetes o la hemofilia. Es indispensable un chequeo médico.

– *Falso embarazo* o *embarazo extrauterino*.

Las hemorragias de origen contraceptivo:

– El *DIU*, cuerpo extraño intrauterino, irrita ligeramente la mucosa interna del útero y es responsable de menstruaciones de mayor duración, o bien de ligeras pérdidas antes de su aparición. Debes saber que una ligera pérdida después de la colocación o del cambio del DIU puede considerarse normal. Una pérdida demasiado larga debe hacerte plantear la posibilidad de usar un método menos agresivo y más natural (ver *contracepción*).

– La *píldora* es responsable, muchas veces, de pérdidas consideradas banales. Sin embargo, la ingesta de la píldora tiene efectos secundarios, y debes saber que ciertos medicamentos químicos no deben tomarse al mismo tiempo. Ante hemorragias frecuentes, consulta al médico para determinar una causa orgánica (pólipo o intolerancia a las hormonas de síntesis) o una causa hepática.

Las causas orgánicas de las hemorragias uterinas son el motor de la medicina clásica para las investigaciones clínicas y los cuidados indispensables. Pero los métodos naturales son cada vez más utilizados como complemento para mejorar las defensas del terreno y tonificar la pared de los vasos sanguíneos (ver fórmula de fitoterapia en el apartado, *Los problemas circulatorios, Varices*).

LA POSICIÓN DEFECTUOSA DEL ÚTERO

El útero es un órgano muy móvil. Suspendido en la cavidad pelviana por unos ligeros ligamentos, elásticos pero resistentes, se adapta a todas las situaciones de la vida femenina. Capaz de realizar movimientos de varios centímetros en la vida cotidiana, se dilata y se acorta por contener y proteger el feto durante la duración del embarazo y recuperar su forma y su lugar inicial. Esterilidad funcional, cistitis, dolores, inflamación, infecciones pueden provenir de una **pérdida de elasticidad y de movilidad o de una posición defectuosa del útero.**

Normalmente, el útero está ligeramente inclinado hacia delante, siguiendo un ángulo fisiológico de 90º en relación a la vagina. Está empotrado entre la vejiga por delante y el recto por detrás, la vagina por debajo y el intestino por arriba.

Después del parto (causa nº1), los accidentes (caídas, choques, esfuerzos), una intervención quirúrgica o una infección local, el útero puede fijarse en una posición incorrecta y limitar sus movimientos:

– *Versión o báscula global:* ante-, retro-,o lateroversión.

– *Flexión o curvatura a nivel del itsmo:* ante-, retro-, o lateroflexión y provocar diversos problemas.

La anteversión

Cuando bascula hacia delante sobrepasando el ángulo normal (80% de los casos), el útero se estira sobre la vejiga, la comprime y puede provocar:
– una simple disminución de su capacidad (que se traduce en frecuentes ganas de orinar);
– una irritación de la vejiga y de los uréteres responsables de cistitis sin infección (necesidad de orinar crónica o quemazón y dolor en la micción). Este estado inflamatorio favorece la instalación de una infección que proviene de la flora normal del intestino que es capaz de migrar a través de las delgadas paredes que separan los diversos órganos de la pelvis o de los gérmenes de transmisión sexual;
– una sensación de dolor en el bajo vientre, molestia o dolor a nivel del recto, hemorroides.
– molestia y dolor durante las relaciones;
– pérdidas anormales de líquido (pérdidas blancas);
– Si esta anteversión está acompañada de desviación lateral, la compresión de las venas y vasos linfáticos puede conllevar la aparición de varices y la hinchazón de una o ambas piernas.
– La esterilidad funcional, más bien infecundidad, se da en dos de cada tres casos en un útero en anteroversión.

La retroversión

La basculación del útero hacia atrás (20% de los casos) se llama retroversión. Parece ser que provoca menos inconvenientes que la anteversión, pero cuando va acompañada de basculación lateral puede ocasionar problemas similares a la anteversión.
Existen otras malposiciones: lateroversión y flexión (curvatura del útero sobre sí mismo) acompañan, a menudo, la ante-, y la retroversión.

Tratamiento

Los problemas provocados por estos trastornos de la mecánica ginecológica sólo son citados en los libros de medicina clásica; efectivamente, estas disfunciones no son enfermedades orgánicas. Pero debes

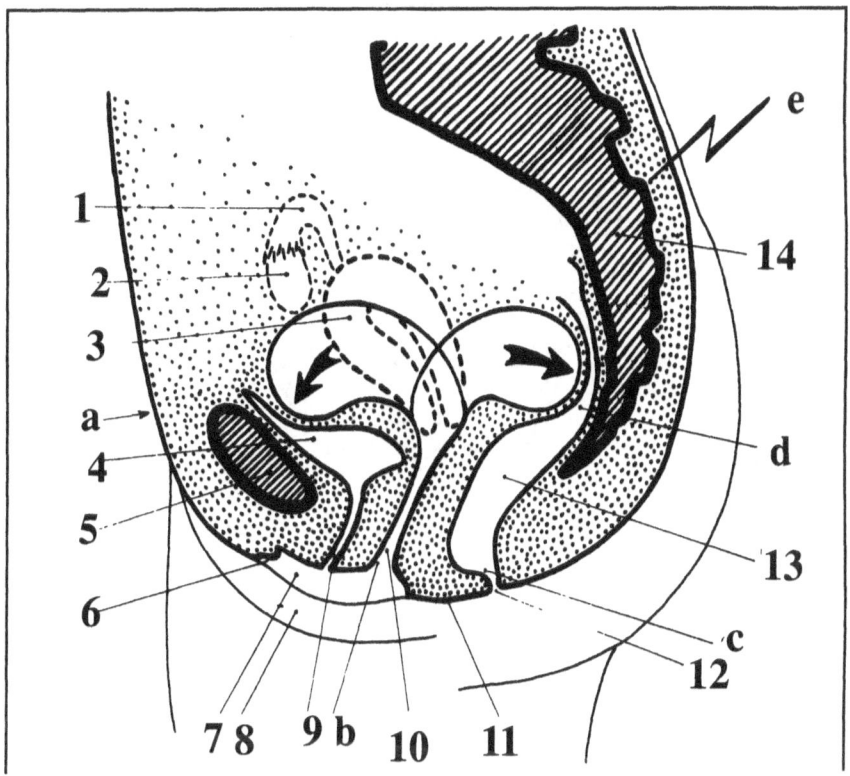

Las posiciones incorrectas del útero:
Útero inclinado hacia delante: anteversión.
Útero inclinado hacia atrás: retroversión.
Útero en posición media (línea de puntos): posición normal.

1. trompa
2. ovario
3. útero
4. vejiga (problemas urinarios, necesidad frecuente de orinar, cistitis)
5. sínfisis
6. clítoris (inflamación)
7. labios menores
8. labios mayores
9. uretra
10. vagina

11. perineo
12. ano
13. recto
14. sacro

a. sensación de peso
b. dolor durante las relaciones
c. hemorroides
d. estreñimiento
e. dolor lumbar o sacro

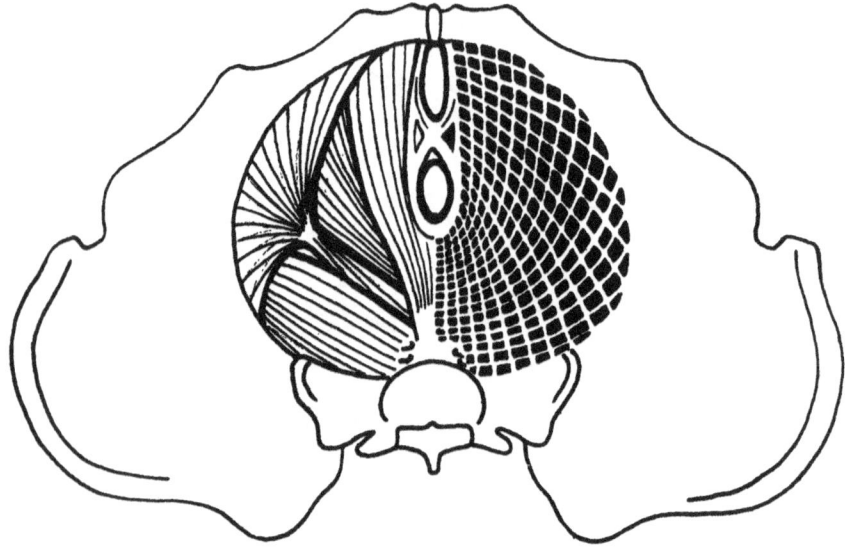

El **perineo** (o diafragma pelviano): hilo suspensor. De la calidad de sus músculos
depende la salud de vuestros órganos pelvianos.

saber que estos problemas mecánicos si no se tratan llevan ineluctablemente, con el tiempo, a serias afecciones: inflamación, retracción,
fibrosis y esclerosis, que crean el terreno adecuado para la instalación
de infecciones y tumores benignos más graves. El tratamiento natural de
los problemas funcionales *«corta el mal de raíz»* y evita que se agrave.

Los **métodos naturales eficaces:** la osteopatía es el método natural
que trata precisamente estos problemas mecánicos. Un primer balance
general por un osteópata competente te permitirá saber si tu caso
requiere este método. El tratamiento osteopático ginecológico consiste
en colocar de nuevo los órganos en su ejes normales, a devolver
elasticidad y flexibilidad a las fascias (membrana que envuelve y une las
estructuras del cuerpo entre sí): es la «normalización» osteopática,
esencialmente manual.

Son aconsejables diversos ejercicios gimnásticos para mejorar la
circulación sanguínea, tensar los músculos del perineo y armonizar los
movimientos del diafragma torácico, del perineo y de la faja abdominal,
así como de la columna vertebral.

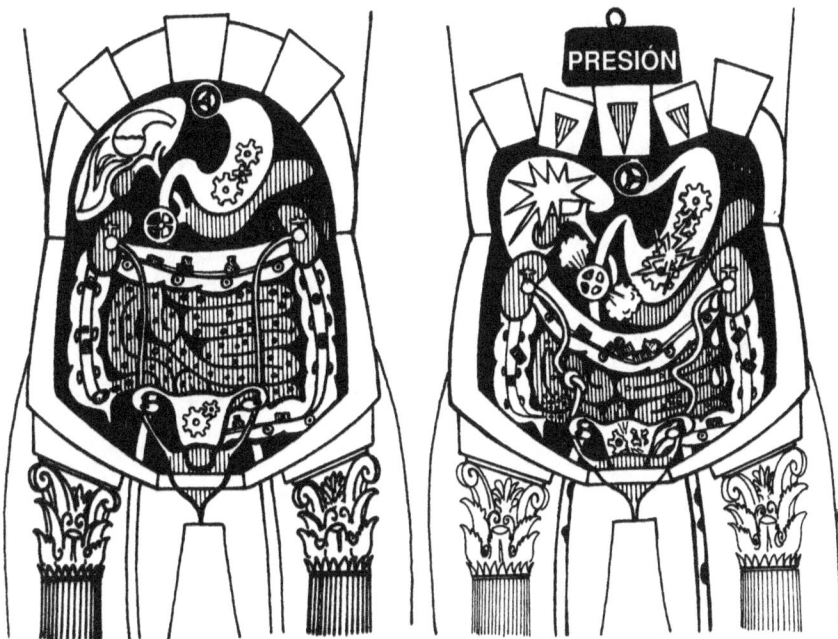

La mecánica orgánica normal   **La caída de órganos** bajo el efecto de
la presión del diafragma

A la derecha, el hundimiento del arco; todo se desmorona: avería en el estómago, explosión del hígado, escapes en los riñones, nudos en la uretra, disfunción del útero y de la vejiga, tránsito intestinal incorrecto, flebitis,...

LA CAÍDA DE ÓRGANOS

Prolapso o ptosis

La **caída de órganos** o *ptosis* es un problema mecánico frecuente. Puede afectar a todos los órganos (estómago, hígado, intestinos, riñones, vejiga, útero) y ocasionar problemas diversos.

La **caída de la matriz** o *prolapso* se observa en la mujer que ha pasado varios partos o un parto particularmente largo y difícil.

También puede ser provocada por atonía de la musculatura del perineo en las mujeres que no practican ningún ejercicio físico o que, al contrario, efectúan regularmente esfuerzos violentos.

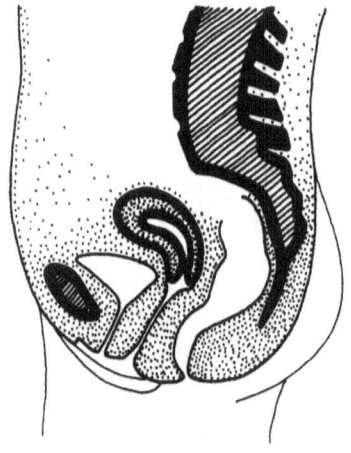

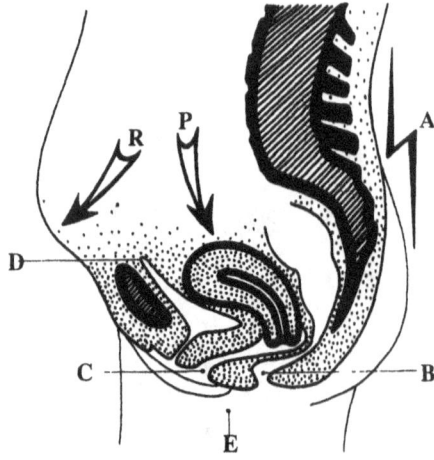

Posición normal   **La ptosis y sus consecuencias**

A derecha: caída de órganos bajo el doble efecto de la presión y la relajación muscular
A: dolores lumbo-sacros
B. hemorroides
C: pérdidas
D: vejiga comprimida (cistitis)
E: problemas circulatorios
P: presión
R: relajación muscular abdominal

El útero cae progresivamente y, en los casos graves, puede incluso salir al exterior. Estos problemas son numerosos y conllevan dificultades:

– Sensación de pesadez, de curvatura en el bajo-vientre.

– Dolores lumbares calificados a menudo de lumbalgias, de artrosis, etc., sobre los que los tratamientos médicos o físicos clásicos no tienen un efecto sintomático.

– Problemas urinarios: necesidad frecuente de orinar, incontinencia urinaria.

– Molestia o dolor en las relaciones, ausencia o disminución de la sensibilidad y del deseo.

– Problemas circulatorios (hemorroides, varices, edemas).

– Inflamación del aparato genital que se traduce en pérdidas anormales: leucorreas o pérdidas blancas, menorragias o pérdidas de sangre.

Tratamiento natural

En los casos leves (caída de primer grado), la práctica regular de ejercicios correctamente adaptados permitirá recuperar la hamaca muscular perineal. El ejercicio de base consiste en tener conciencia de la noción de estrechamiento a nivel de toda la zona de la vagina, estrechamiento debido principalmente a la contracción del músculo elevador del ano. La respiración adquiere, en este ejercicio, gran importancia ya que la inspiración, al aumentar la presión en la cavidad abdominal, hace salir las hernias, cuando existen, y hace caer los órganos bajo el efecto de pistón del diafragma abdominal.

La espiración completa supone una presión negativa, una aspiración de los órganos hacia arriba, traccionados por los ligamentos sujetos debajo del diafragma.

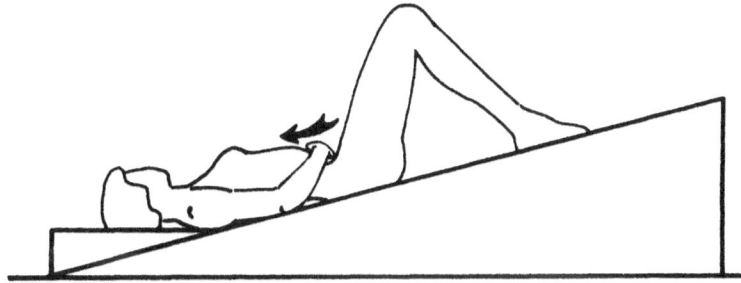

El **ejercicio de «contracción de la base»:** aconsejo practicar este ejercicio inspirado en el yoga, cada vez que vayas al baño (o sea, una media de cinco veces al día).

Técnica: para de orinar durante varios segundos cerrando los esfínteres de la vejiga y del ano como si quisieras retener una necesidad urgente. Practica al mismo tiempo una expiración profunda lo más completa posible. Intenta mantener los pulmones vacíos y el vientre apretado durante unos segundo (contracción tónica). Seguidamente, inspira relajando la tensión. Repite este ejercicio una decena de veces. Este simple ejercicio practicado todos los días permitirá reducir los prolapsos iniciales, recuperar una buena musculatura después del parto y, sobre todo, mantener toda vuestra vida un buen perineo y una vía genital sin problemas.

Los tres diafragmas del cuerpo:
A: cámara del cerebelo
B: músculo diafragmático
C: diafragma pelviano

El perineo (o diafragma pelviano) sostiene los órganos de la pelvis y funciona rítmicamente siguiendo el ciclo respiratorio. De la armonía de los tres diafragmas depende la salud de vuestros órganos, la circulación de vuestros líquidos (sangre y linfa) así como vuestro equilibrio hormonal y nervioso.

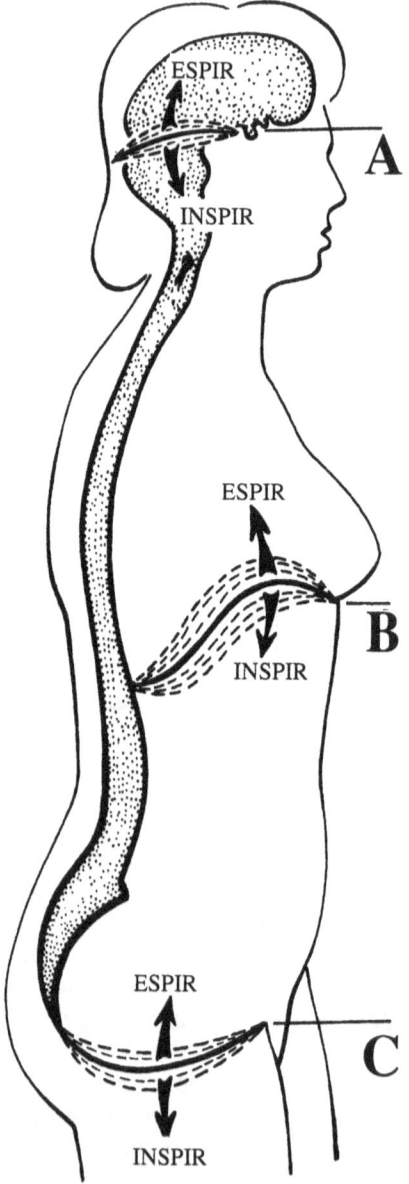

Regla de oro: cualquier mujer debería, desde joven, tomar conciencia de la existencia y del papel de su esfera genital, aprender a examinar el flujo cervical (conocimiento de ciclo) y a practicar ejercicios respiratorios (relajación y eliminación de tensiones) y mantenimiento muscular (mantenimiento de un buen tono).

Atención al aumento de peso que supone un agravante en la caída de órganos y de prolapsos.

Prolapsos de segundo y tercer grado

Los primeros pueden ser tratados por método natural, pero, a menudo, es necesario, en ciertos casos, el uso de una faja de sujeción abdominal.

La moda de los corsés ha atrofiado muchas fajas abdominales entre la generación de nuestras abuelas. La moda de la gimnasia, nacida en Europa después de la Segunda Guerra Mundial, ha hecho prescindir un poco precipitadamente de este medio esencial para restructurar los vientres atónicos o distendidos. Desconfiemos de las ideas preconcebidas y del exceso de optimismo. No descartemos ningún método, pero sepamos diferenciar entre lo que mejor se adapta a cada caso. La faja de sujeción ligera debe ser con preferencia con varillas de hierro que contienen la respiración y comprimen los órganos. Esta faja mantendrá los órganos hacia arriba, permitiendo a los ligamentos suspensorios tensarse y a la circulación de retorno efectuarse más fácilmente entre las sesiones de osteopatía visceral

En los casos muy avanzados, la medicina natural debe ceder el paso a la medicina clásica que propone o bien recurrir al uso de un pesario, o bien intervenir quirúrgicamente para tensar los ligamentos suspensorios.

ENDOMETRIOSIS: DOLORES E INFECUNDIDAD

Dolorosa y a menudo responsable de infecundidad, la endometriosis es, sin embargo, una afección benigna.

Mecanismo: la endometriosis de caracteriza por la diseminación del tejido que tapiza la pared interna del útero (endometrio) sobre los órganos vecinos: ligamentos suspensorios y cuello del útero, trompas, ovarios, vejiga, intestinos.

Causas: no están muy claras; las dos teorías más lógicas se basan en la diseminación de las células del endometrio por vía linfática y sanguínea a partir de un centro inflamatorio, infeccioso o de una llaga interna (accidental o quirúrgica). Un traumatismo (aborto realizado en malas condiciones, un DIU mal adaptado y que produce herida), una intervención o una exploración quirúrgica ginecológica puede provocar el punto de partida de la migración de las células del útero.

Los dolores se explican por el hecho de que las colonias de células incorporadas a los órganos son receptivas de hormonas ováricas y sangran en el momento de las reglas.

Manifestaciones: la endometriosis se manifiesta por signos muy diversos:

– Dolor cíclico (sobre todo al final de las reglas), variable, caprichoso, lumbalgias, dolores a nivel del sacro o del bajo vientre.

– Dispareunia durante las relaciones dolorosas.

– Reglas hemorrágicas.

– Infecundidad o abortos repetidos.

Tratamientos médicos: los tratamientos clásicos proponen:

– **La cirugía** que realiza una extracción de ambos ovarios (la irradiación por los rayos X produce el mismo efecto) provocando una menopausia precoz, o bien una limpieza de las colonias más importantes, pero que pueden repetirse.

– Los **tratamientos con hormonas** (progestágenos de síntesis) bloquean la ovulación y las reglas aportando una mejora, pero se deberá continuar el tratamiento hasta la menopausia para evitar las recaídas.

CÓMO EVITAR LA ENDOMETRIOSIS:

Reglas elementales:

– Evitar, salvo caso de fuerza mayor, los actos antinaturales: episiotomías, cesáreas, operaciones por comodidad, DIU que puede herir el endometrio en las mujeres que no han tenido hijos, abortos voluntarios efectuados en malas condiciones...

– Evitar el estancamiento de la sangre y la congestión de la pelvis y de las piernas practicando una gimnasia ginecológica (ver capítulos *Las malposiciones* y *Los problemas de la circulación)* y una elevación de los pies de la cama entre 10-15 cm para contribuir en el vaciado de la red venosa.

– Aprender a respirar por el diafragma para mejorar la oxigenación tisular.

– Adoptar un régimen alimenticio correcto.

Tratamientos naturales:

– Los simples: tomar regularmente tisanas para la circulación, algas marinas (fucus vesiculosus, laminarios, espirulina), grosella (hojas), viña roja (hojas), hamamelis, salvia officinale o clareada, o decocciones de nuez de cipres.

– Los aceites esenciales energéticos y correctores (aplicación en el bajo vientre de aceites esenciales para activar la circulación de la esfera genital): artemisa arborescente, ciprés, basilisco, madera de rosa, palmarosa, romero (camforado, cineol, borneol), geráneo rosado, copaiba del amazonas, lavanda, pachuli, estragón...). Atención a la calidad de los aceites esenciales que deben ser 100% puros y naturales (verificar antes de comprar el control de calidad o el escrito del autor sobre los productos que los componen).

– Luchar contra las inflamaciones y las infecciones para los aceites esenciales seleccionados por aromatograma y los oligominerales asimilables.

– Complementos alimenticios: productos de la miel, polvo de cola de caballo y de litotamne para luchar contra los espasmos.

– La osteopatía ginecológica mejora la irrigación de la esfera genital, relaja las tensiones musculares y ligamentosas, y actúa positivamente sobre el dolor.

– La acupuntura tradicional reequilibra la sangre y la energía.

Los métodos naturales no pretenden sustituir todos los tratamientos médicos, sino ofrecer soluciones alternativas que permitan llegar a la menopausia sin operaciones ni tratamiento hormonal.

EL ABORTO NATURAL

Se define por la expulsión natural del feto antes del 6º mes. Hemos de diferenciar entre el aborto accidental (corriente) y el aborto repetido.

Causas principales:

– Anomalías del huevo (accidentales o cromosómicas) que implican un aborto precoz.

– Anomalías del aparato genital, factor de abortos tardíos: abertura del cuello (que requiere un cerclado antes del 3r mes), malformaciones uterinas (útero cerrado o bicórneo que requiere una intervención quirúrgica), fibromas importantes, pólipos, lesiones de la mucosa uterina después de infecciones graves (tuberculosis) que impiden la nidación del huevo o el desarrollo del feto.

– Insuficiencia hormonal.

– Incompatibilidad sanguínea.

– Infección del feto transmitida por la madre: parasitaria (toxoplasmosis, paludismo, listeriosis,...), microbiana (sobre todo sífilis y tuberculosis), viral (rubéola, poliomielitis, hepatitis...).

Tratamientos naturales para los abortos repetitivos:

Los métodos naturales sólo pueden actuar sobre los problemas funcionales. Fuera de esto, se deben adoptar medidas dietético-higiénicas antes de cualquier intento de embarazo. En este campo se pueden aplicar varias terapias alternativas:

– La osteopatía craneal y ginecológica mejora el equilibrio hormonal y la irrigación sanguínea de los músculos y de la mucosa del útero.

– La acupuntura tradicional rearmoniza la energía, sobre todo en el meridiano del bazo (utilización de moxas sobre ciertos puntos para tonificarlos).

– La fitoaromatoterapia reequilibra ciertas zonas alérgicas o espasmófilas.

– La oligoterapia y la organoterapia asociadas a la homeopatía.

– La relajación física y mental.

La interrupción voluntaria del embarazo

La legislación de la interrupción voluntaria del embarazo ha suprimido una importante causa de fallecimiento o de infecciones graves (tétanos, septicemias, hemorragias por perforación del útero) secundarias a los abortos clandestinos, muchas veces sin las más elementales normas de higiene.

Esta legalización ha desdramatizado lo que había sido un verdadero problema social que afectaba a los más desfavorecidos. Sin embargo, el poder recurrir al aborto voluntario no debe hacer disminuir en modo alguno la información sobre los métodos contraceptivos, sobre todo entre las jóvenes.

Legalizado o no, el aborto voluntario debe ser la excepción ya que sus repercusiones fisiológicas y psicológicas son difíciles de medir.

LOS PROBLEMAS CIRCULATORIOS

Los problemas circulatorios venosos y linfáticos de los miembros inferiores no pueden ignorarse en un libro dedicado a los problemas femeninos. Muy frecuentes, estos problemas acostumbran a ser hereditarios o sobrevienen por situaciones concretas, sobre todo antes y después del embarazo.

La red circulatoria de retorno incluye las venas (sangre venosa) y los vasos linfáticos (linfa). Las venas de los miembros inferiores forman una red superficial (que puede verse en la superficie de la piel) y una red profunda situada entre los músculos y los huesos (venas satélite de las arterias) y, por último, una red que comunica estas dos entre sí.

Los problemas más frecuentes son dos: las varices y los edemas linfáticos.

Las varices

Problemas menos importantes como las *varicosidades* (ramillete de pequeñas varices superficiales) o las *petequias* (pequeñas manchas rojas parecidas a minúsculas fresas de bosque) traducen la fragilidad de las paredes de las venillas y de los vasos capilares, así como un terreno hepático. La prevención es muy importante.

Las varices tienen como origen una insuficiencia venosa, es decir, una imposibilidad por parte de las venas para evacuar toda la sangre llevada por las arterias, lo que provoca una dilatación de éstas.

Causas de las varices:

Algunas varices son de *origen congénito* y son debidas a una deficiencia en la pared de las venas, pobre en fibras elásticas, lo que supone una distensión permanente que aparece a veces en gente muy joven (incluso antes de la pubertad), o a una insuficiencia valvular (las válvulas se oponen al reflejo de la sangre venosa).

Las otras causas son esencialmente *mecánicas* y, a menudo, evitables o curables sobre todo con un tratamiento preventivo:

– Obesidad y celulitis necesitan una buena regulación neuroendocrina y dietética, masajes, gimnasia intensiva y el uso de plantas circulatorias y desinfiltrantes.

– Compresión mecánica de la red venosa, bien a nivel de las piernas (uso de calcetines, medias, fajas demasiado apretadas) o pies (calzados demasiado apretados, debilidad en el arco plantar), bien a nivel del abdomen (uso de cinturones, fajas muy apretadas, corsés ajustados, o por la presencia de fibromas, quistes, basculación del útero, embarazo), bien por bloqueo del diafragma, causa muy frecuente y poco tenida en cuenta que se asocia normalmente con problemas digestivos (bloqueo del plexo solar que crea ansiedad de origen somático, problemas gástricos y hepáticos).

TRATAMIENTO

Prevención: evitar:

– Los vestidos ajustados, faldas, pantalones y ropa interior.

– Estar demasiado rato de pie y usar zapatos demasiado ajustados y tacones demasiado altos.

– El exceso de calor: calefacción excesiva (sobre todo por el suelo), baños muy calientes (ver *Técnica del baño*).

– El estreñimiento.

– Los quilos de más (régimen, sobre todos para las linfáticas).

– Los medicamentos que predisponen a las afecciones venosas, sobre todo las hormonas de síntesis.

Intentar:

– Establecer un buen equilibrio alimenticio: reducir los azúcares y las grasas animales, luchar contra el colesterol.

– Practicar una técnica de relajación: iníciate con un buen profesor y continúa tú sola cada día 15 min. Doblarás tu resistencia a la fatiga física y psíquica.

– Manténte en forma: practica antes o después de la relajación ejercicios físicos según tu constitución. No busques excusas; cualquier mujer debe mantenerse físicamente. La artrosis y la obesidad no son obstáculo; un programa mínimo es indispensable para retrasar el envejecimiento de tus tejidos (ver *Programa mínimo*).

– Practicar un deporte: natación, ciclismo, jogging, marcha...

– Tomar superalimentos tonificantes para las venas en forma de zumo de fruta fresca (arándanos, grosella, uva, manzana, limón, piña, naranja, pomelo), todas las frutas rojas y los zumos de verdura (alcachofa, remolacha, cardillo), polen, miel, jalea real.

– Drenar regularmente tus emuntorios naturales alternando una cura de zumo de rábano negro, cúrcuma, genciana, cardo, pequeña centaura (vesícula biliar, hígado), tisanas de hojas de grosella (drenaje renal), regular el tránsito intestinal (salvado, grano de lino, ciruelas).

– Una fórmula de tisana para tonificar tus venas: viña roja (f.) + serbal (fruto) + hamamelis (f.) + ciprés (nuez) + castaña de Indias (corteza o grano) + cola de caballo (pl.): mezclar a partes iguales en decocción, 3 tazas al día.

– Masajea tus venas con aceites esenciales veno-tónicos, siguiendo el sentido del corriente circulatorio venoso, es decir, de abajo a arriba. Fórmula: aceite esencial de ciprés + lentisco + salvia clareada + esencia de azahar + niaouli diluidos al 50% en aceite de ricino, sapucaina'*Rosa mosqueta*.

Consultar con un especialista si tu problema viene de lejos: osteópata para eliminar una causa mecánica ginecológica (congestión pelviana, malposición del útero, espasmo del diafragma, adherencias, retracciones, etc.), acupuntor tradicional (para mejorar la circulación general de retorno, desbloquear la energía, regular las funciones orgánicas), bioterapeuta (para tratar la constitución) y masajes por un especialista competente en drenaje linfático.

Los casos graves: en las varices importantes a veces es mejor practicar una intervención quirúrgica, con un fin estético, pero también para evitar trombosis (formación de coágulos). La esclerosis médica sólo debe practicarse en caso de necesidad. Las úlceras varicosas, estadio avanzado de la enfermedad venosa, son difíciles de curar.

La naturaleza nos ofrece plantas muy beneficiosas, entre ellas la *Centella asiática* que crece abundantemente en los países tropicales. No olvidemos la col de nuestros huertos, antiguo remedio tan simple como eficaz; una hoja de col aplicada en forma de cataplasma ayuda a regenerar los tejidos.

Los edemas de origen linfático

Aunque congénitos, tienen como origen una antigua flebitis, una fractura, una infección local o general. El terreno linfático, la atonía muscular, la malposición del útero, la desmineralización, predisponen a la aparición de estasis en la región pelviana e hinchazón en los miembros inferiores. Los tratamientos más eficaces deben unir:

– Ejercicios físicos para activar la circulación y el juego respiratorio del diafragma.

– Drenaje linfático por técnicas de masaje realizadas por un especialista.

– Una contención elástica ligera.

– Un tratamiento fitoterápico y aromatoterápico.

– Elevar los pies de la cama de 10 a 15 cm.

El drenaje linfático:

Técnica de masaje que consiste en efectuar presiones manuales sucesivas sobre el recorrido de los vasos linfáticos para vaciarlos de su contenido (linfa), estimular el funcionamiento de los ganglios linfáticos y crear una nueva red linfática para paliar un edema secundario de una cirugía (muy importante para evitar la extirpación del seno).

Muy diferente del masaje clásico, el drenaje linfático necesita una buena técnica y paciencia. La duración de una sesión eficaz es de un mínimo de 30 min. Practicado por un quinesiterapeuta y algunas esteticistas, necesita (para un buen resultado) un mínimo de 10 sesiones para los casos medios.

Principales indicaciones: edemas e hinchazón de los miembros, insuficiencia venosa, secuelas de traumatismos (fractura)...

Celulalgia, celulitis: después de haber masajeado vigorosamente la piel con una brocha especial para obtener una vasodilatación, aplicar en grandes unciones aceites esenciales puros de: madera de cedro + ciprés + lentisco + hoja de limón + menta silvestre + salvia officinale + 50% de aceite de papaya, de avellana o de oliva virgen.

Estos aceites esenciales pueden aplicarse después de un *baño de algas trituradas* (fucus vesiculosus, laminarias).

Técnica del baño para practicar por la noche antes de acostarse: entrar en el agua a 37º después de haber calentado un guante hermético con algas trituradas. Amasar bien el guante para extraer el jugo del alga. Después de haber masajeado con el guante de crin o con la brocha especial las zona afectadas por la celulitis, frota con el guante que contiene las algas. No permanezcas en el baño más de 15 min. Sécate rápidamente y aplícate seguidamente la mezcla sinérgica de aceites esenciales. Vete a la cama. No te des este baño más de tres veces a la semana.

LAS INFLAMACIONES E INFECCIONES GENITO-URINARIAS

Las infecciones genitales deben ser tratadas con gran seriedad. Aunque la mayoría son benignas, otras pueden tener graves consecuencias (esterilidad definitiva o incluso la fatal evolución del SIDA).

La jungla intestinal: una flora equilibrada

El conocimiento de esta flora microbiana, rica en diversas centenas de especies diferentes, es esencial para comprender el origen de ciertas enfermedades y explicar las repetidas infecciones y el aumento alarmante de enfermedades víricas (herpes, zona, hepatitis vírica, SIDA).

Las *bacterias saprofitas* («microbios buenos»), huéspedes de nuestro cuerpo, son esenciales para el mantenimiento de la salud: participan en el proceso digestivo de los glúcidos, prótidos, lípidos y en la síntesis de ciertas vitaminas y juegan un papel activo en la lucha contra los «malos microbios» (patógenos), realizando un verdadero sistema de defensa antimicrobiano. **La salud de esta flora natural condiciona en parte nuestra propia salud.**

Los errores alimenticios, las agresiones diversas, los medicamentos (sobre todo el abuso de antibióticos que destruyen sin discernimiento los buenos y malos microbios) trastornan gravemente el equilibrio natural de nuestra flora intestinal. Los microorganismos patógenos (capaces de crear enfermedades como el estafilococo, el estreptococo, la candida albicans...), más resistente que los microbios saprofitos, aprovechan la debilidad de las defensas orgánicas para multiplicarse. Pasando a través de la barrera intestinal, parten al asalto de los tejidos vecinos más vulnerables y provocan inflamaciones e infecciones (cistitis, nefritis, metritis, vulvovaginitis...).

Numerosos gérmenes secretan *toxinas* (ejemplo estreptolisinas), que se diseminan para fijarse en los *tejidos clave*, a veces alejados: articulaciones (artritis inflamatorias), cerebro (ciertas patologías psiquiátricas), mucosa genital, vejiga...

Ahora entiendes por qué el buen funcionamiento de tu intestino es tan importante para tu salud.

La intoxicación y las infecciones

Al mismo tiempo, los excesos alimenticios, la absorción regular de productos químicos y de medicamentos desbordan las posibilidades de eliminación de la fábrica de depuración que constituye el hígado. El organismo no tiene otra posibilidad de eliminar las toxinas que constituyen estos desechos que derivarlas hacia los órganos naturales de expulsión: piel, nariz, pulmones, vagina.

Estas pérdidas beneficiosas deben ser de corta duración. En efecto, esta inflamación resultante (catarro, pus) crea un terreno propicio para el desarrollo de gérmenes patógenos, de hongos y de parásitos bien a nivel de la piel o de las mucosas.

La acumulación de *toxinas* (residuos del metabolismo de las células y los microbios) y de las *tóxicos* (veneno) implica lo que los homeópatas llaman *psora*. Este estado se traduce en un estancamiento de la sangre y un enlentecimiento circulatorio que favorece la estasis y las congestiones y, en consecuencia, las inflamaciones y las infecciones.

Consejos prácticos: lucha contra el estreñimiento, adopta una alimentación sana, equilibrada, ligera, de cultivo biológico, rica en vitaminas, en sales minerales asimilables y en fibras de celulosa (cereales completos, frutas y verduras). Las infecciones crónicas desaparecerán como por encantamiento y el empleo de antibióticos será excepcional. Evita los productos químicos en tu alimentación así como los productos refinados. Controla las etiquetas (colorantes químicos, edulcorantes, conservantes). Desconfía de las bebidas a base de productos químicos. Atención a los azúcares rápidos (glucosa), a menudo escondidos en los alimentos y que favorecen la diabetis y las infecciones.

LAS INFECCIONES

1: **nariz** = sinusitis, rinitis
2: **árbol respiratorio, pulmones** = rinofaringitis, bronquitis, neumonías
3: **flora intestinal, desequilibrio** = colitis, enterocolitis, apendicitis
4: **vagina** = leucorreas, vaginitis, bartolinitis, vulvitis, cervicitis, salpingitis, endometritis
5: **ojos** = conjuntivitis
6: **trompa de Eustaquio** = otitis
7: **orofaringe** = amigdalitis (anginas)
8: **riñones** = pielonefritis
9: **vejiga** = cistitis, colibacilosis
10: **piel** = dermitis, acné, eczema supurantes

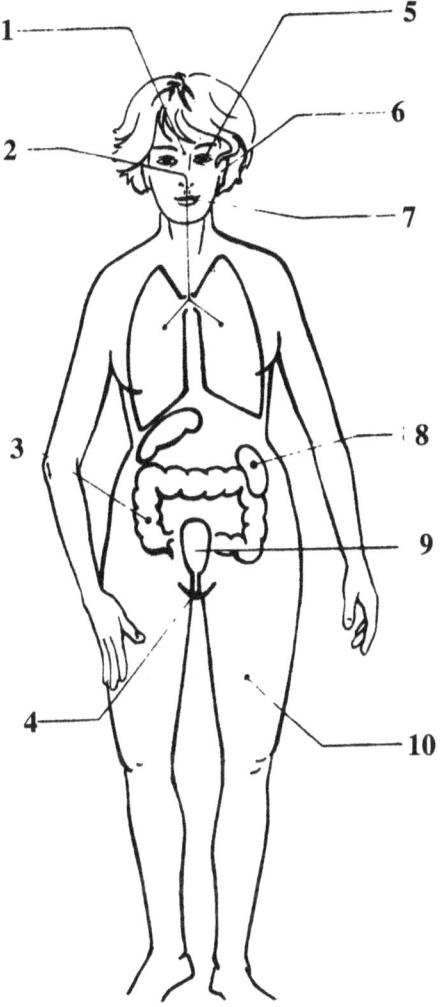

Las **infecciones** traducen un desequilibrio interno

El estrés y las infecciones

El estrés es un estado cada vez más frecuente en las civilizaciones llamadas «civilizadas»; es consecuencia de la movilización de nuestros sistemas de defensa y adaptación ante las agresiones. Pasado el peligro, nuestro organismo recupera de modo natural su equilibrio anterior (ver *Homeostasis*).

A pesar del más elevado nivel de vida, las causas de agresión se multiplican, aumentando sus efectos negativos, debilitando los mecanismos de defensa orgánicos siendo cuna de enfermedades infecciosas y degeneradoras.

Las zonas problemáticas

Acuérdate siempre de comprobar el estado de tus dientes, de tus amígdalas en las infecciones y las inflamaciones crónicas inexplicadas. Una infección dental leve puede extenderse por vía sanguínea y provocar una cistitis o una inflamación ginecológica. Consultar con un dentista, a ser posible, neuroterapeuta.

Las agresiones modifican tu terreno fisiológico, debilitan tu sistema inmunológico natural, predisponiéndote a infecciones víricas, al SIDA, a enfermedades cardíacas y vasculares, a trombosis y al cáncer.

El método bioelectrónico de Vincent permite determinar en qué zona se sitúa tu problema, por medio de un análisis de sangre, de la saliva y de la orina.

Consejos: aprende a «protegerte» de las agresiones externas aumentando tu energía, corrigiendo tu problema y controlando la fuerza física y mental.

La corrección del problema y el retorno a la zona de salud sólo son posibles por medio de «correctores de problemas»:

– Alimentación cruda rica en vitaminas A, C, E y en magnesio, calcio, germanio, selenio, cobre...

– Aceites esenciales energetizantes estimulantes de la inmunidad: *Ravensara aromática, Eucalyptus radiata.*

– Baños calientes (hipertermoterapia de Salmanoff).

– Plantas «adaptógenas» (antifatiga que mejoran las facultades de adaptación al estrés), tónicas y energetizantes: espino blanco, marapauma, guarana, ginseng de China, eleuterococo.

– Ejercicios físicos para la circulación y la respiración, deportes completos, hatha yoga.

– Relajación, yoga mental, autohipnosis, pensamientos positivos.

LAS CISTITIS

El término cistitis se utiliza para determinar, los "dolores" que se producen al orinar. Su intensidad varía de una ligera molestia a una fuerte quemazón. Tratados habitualmente con antibióticos, estos problemas tienen una causa benigna que puede ser tratada por métodos naturales.

La **vejiga, un órgano muy susceptible:** la vejiga se encuentra en la pared de la cavidad abdominal o *perineo* (diafragma perineal). Está unida por unos fuertes «tensores» al hueso de la pelvis y a los órganos continuos que le influyen: útero, colon, intestino delgado. La zona de la vejiga es **muy rica en nervios** simpáticos y parasimpáticos y, en consecuencia, **es muy sensible y reacciona** a cualquier irritación o compresión local, pero también es muy sensible a las influencias psíquicas.

Las verdaderas cistitis

Además de las enfermedades de transmisión sexual, el colibacilo es, en la mayoría de los casos, el microbio incriminado en el desencadenamiento de la cistitis verdadera. Este microbio es un huésped normal del intestino. La excesiva duración de algunas situaciones anormales –como estreñimiento crónico, congestión sanguínea de la pelvis, espasmos de colon (colitis), ptosis del hígado, del intestino, del estómago, del útero– conllevan una irritación del colon. Los colibacilos, gracias a la inflamación que aumenta la permeabilidad de los tejidos, pueden emigrar a través de la pared intestinal hasta las vías urinarias: riñones, uretra y, seguidamente, la vejiga.

Los exámenes biológicos permiten identificar los gérmenes responsables y tratarlos con más energía: los gonococos pueden ser responsables de esterilidad, problema renal en la mujer embarazada. En las irritaciones sin gérmenes identificados, siempre se ha de pensar en verificar el estado de los dientes y las amígdalas: una pequeña infección o inflamación a este nivel puede crear problemas a distancia y sobre todo en la sensible zona de la vejiga.

Las cistalgias o pseudocistitis

Se manifiestan por una irritación de la vejiga sin lesión ni infección. Plasman un problema procedente de los órganos vecinos, muchas veces difícil de descubrir

CAUSAS:

– La irritación mecánica: en la mujer mayor, indica una caída de órganos y, normalmente, va acompañada de incontinencia. En casos de endometriosis, fibromas y ptosis prueba con la osteopatía antes de recurrir a la cirugía.

– Existencia de cicatrices y adherencias después de una cirugía o una infección local.

– Irritación por ciertos medicamentos.

– Las cistitis cíclicas pueden estar en relación con un desarreglo hormonal.

– El espasmofilia predispone a la cistalgia.

– La psique actúa sobre todo nuestro organismo positiva o negativamente. En algunas zonas psíquicamente desestabilizadas es aconsejable una psicoterapia bien conducida a fin de paliar los conflictos existentes.

TRATAMIENTO:

El tratamiento incluirá la corrección de las causas y de los factores que la favorecen:

Para hacerte tu misma: no intentes tratarte tú misma las infecciones o inflamaciones, puedes no solucionarlas totalmente. Por contra, entre las crisis, es indispensable que no olvides tu problema y esperes pasivamente a sufrir una nueva crisis. La medicina alopática de urgencia es necesaria, pero tu actuación es primordial en la curación. Medidas indispensables:

– Regulación alimenticia para evitar que (para evitar el acúmulo intestinal y la colitis) (ver *Las condiciones de la salud*), beber de 1 a 1,5 l de agua embotellada al día.

– El drenaje general por medio de plantas no tóxicas es prioritario:

Fórmula de drenaje: cúrcuma (raíz) + alcachofa (f.) + cola de caballo (pl.) + romero (f.) + malva (fl.) + vellosilla (pl.) + diente de león

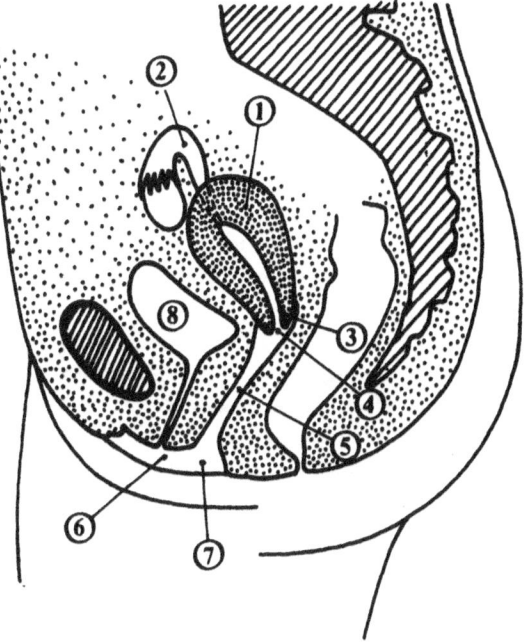

**Las infecciones
genitales en la mujer**

1. endometritis
2. salpingitis
3. leucorrea
4. cervicitis
5. vaginitis
6. vulvitis
7. bartolinitos
8. cistitis

(pl.): 1 cucharada de café de esta mezcla en decocción ligera, de tres a cuatro veces al día. Piensa, además de cuando te encuentres mal, en drenarte regularmente; de este modo, evitará numerosas enfermedades epidémicas estacionarias y reforzarás tus defensas.

Fórmula para la cistitis: abedul (f.) + brezo (fl.) + gayuba (f.) + grosella (f.) + grama (raíz) + arándano (f.) + vellosilla (pl.): a partes iguales en decocción ligera en agua embotellada.

— En los casos suaves, aplícate tu misma en el bajo vientre, todas las noches, 10 gotas de niaouli + 10 gotas de lavanda verdadera (o lavanda aspic) + 10 gotas de orégano (o tomillo), bien solas o bien mezcladas con una cataplasma de arcilla.

— Cloruro de magnesio: compra un saco de 20 gr de polvo para disolver en 1,5 l de agua embotellada. Bebe un vaso diariamente. Tienen un gusto amargo y no debe seguirse más de tres semanas. Repite si es necesario.

— Superalimentos aconsejados: todos los productos de las abejas, pero sobre todo propóleos (antiséptico natural), el polvo de litotamne, la gomfrena del Brasil, los gérmenes de trigo.

Consulta con un especialista cualificado para:

– Tratar las causas mecánicas, si existen. Pedir un chequeo osteopático general ante la menor duda es una actitud razonable que evitará la evolución de muchos problemas sencillos en enfermedades más o menos graves. ¿Cuántas caídas de matrices, de anteversión, de congestiones crónicas de pelvis, de bloqueos del hueso de la pelvis (sacro, ilíaco, cóccix) se ignoran y evolucionan?

– La acupuntura tradicional completa el tratamiento, rearmonizando la circulación de la energía y reequilibrando el sistema nervioso y hormonal.

– Tratamiento de fondo de las vías urinarias: plantas y aceites esenciales antiinfecciosas y antiinflamatorias. En el caso de infecciones crónicas, es necesario practicar un aromatograma que indicará los aceites esenciales más eficaces (tratamiento a practicar bajo la indicación de un aromatoterapeuta cualificado).

– Oligoelementos: cobre (antiinfeccioso): una dosis cada mañana, litio (lepidolita o turmalina lítica D8).

– Simpaticoterapia endonasal para el sistema nervioso.

– Neuroterapia: tratamiento de las irritaciones, inflamaciones, adherencias y cicatrices dolorosas o para el origen de problemas situados a distancia.

LAS ETS (ENFERMEDADES DE TRANSMISIÓN SEXUAL)

En este fin del siglo XX, a pesar de los tratamientos antibióticos y los medios preventivos, las ETS conocen un recrudecimiento alarmante; la evolución de las costumbres (liberación sexual) ha favorecido su propagación. Factor agravante, esta liberación no ha ido acompañada de una mejora en la información.

Las enfermedades sexuales son aún consideradas como vergonzosas. Al mismo tiempo, la profilaxis, apremiante, tiene dificultades para entrar en las costumbres. Me parece necesario insistir en la gran responsabilidad de los jóvenes (chicos y chicas) que tienen relaciones sexuales con diversas parejas sin tomar las precauciones higiénicas más elementales.

Hemos de saber que las **enfermedades sexuales se dan únicamente por contacto sexual** (hetero u homo) y que afectan a todas las clases sociales: contactos sexuales genitales, contacto oro-genital, pero también cualquier contacto por ropa interior, asientos, objetos contaminados.

Aprende a respetar estrictamente las reglas elementales de higiene. En caso de relación sexual con una nueva pareja, es aconsejable usar preservativos.

La blenorragia

Es debida al gonococo, bacteria que lleva el nombre de *Neisseria gonorrhoeae.*

En el hombre se manifiesta por quemazón en la micción y una pérdida uretral purulenta. Cesar cualquier relación y prevenir a la pareja es una obligación moral que puede evitar muchos problemas.

En la mujer, la blenorragia se manifiesta por pérdidas, pero en el 80% de los casos evoluciona insidiosamente sin presentar ningún síntoma, la infección alcanza el cuello del útero y las trompas con *riesgo de esterilidad.* Sin tratamiento, las bacterias pueden diseminarse y provocar lesiones articulares (poliartirtis), cardíacas y en las meninges. Además, durante un parto se reproduce el riesgo de contaminación.

Otras infecciones corrientes por Clamydia, Tricomonas, Micoplasmas son cada vez más frecuentes por la menor resistencia del medio vaginal por la influencia de la píldora, los medicamentos, una alimentación desequilibrada y alcalinizante (los gérmenes patógenos no sobreviven en un medio vaginal ácido).

TRATAMIENTO:

– Primer lugar: tratamiento obligatorio con antibióticos.

– Segundo lugar: recuperación de la zona por:

1. Plantas aromáticas y aceites esenciales antiinfecciosos y energetizantes: aceites esenciales de ajedrea de las montañas (2 gotas tres o cuatro veces al día), *Eucalyptus camaldulensis,* ciprés, bálsamo de Copaiba; unciones cutáneas con 20 ó 30 gotas de aceite esencial de *Ravensara aromática* y *Eucalyptus radiata.*

2. Oligoelementos (cobre, magnesio, calcio, oro y plata).

3. Una alimentación rica en vitaminas (A, C y E).

La sífilis

Es debida a una bacteria, el Treponema Palidum. Menos frecuente que la benorragia, es más grave (mortal en un 5-10% de los casos) cuando no se detecta y se trata. Pero en la actualidad se cura con facilidad aplicando los cuidados médicos adecuados. ¿Cómo reconocerla?

Estadio primario: la sífilis empieza por un chancro primario, una especie de ulceración con los bordes duros, indolora, localizada en el sitio de la infección: pene, vulva (visibles), pero también en la vagina y el colon (invisibles). Este chancro es muy contagioso y cualquier compañero de relación sexual se verá contaminado. Curado o no, el chancro desaparece al cabo de un mes.

Estadio secundario: si no se aplica un tratamiento, en 2 meses se pasa al estadio segundario (muy contagioso) marcado por fatiga, fiebre, dolor de cabeza, dolores óseos, aparición de ganglios en la ingle, llagas en la boca (comisuras, lengua) y en las mucosas genitales. Otra manifestación se traduce por una erupción de placas rosas en el tórax en forma de collar (llamado «collar de Venus»).

Sin tratamiento, las lesiones se agravan lenta y profundamente y afectan órganos vitales. La complicación más grave de la sífilis es la transmisión al feto (control obligatorio durante el embarazo).

El herpes genital (y otras localizaciones)

Muchas veces, esta infección es debida a un virus transmitido por contaminación venérea, de la misma familia que el zona y el de la varicela. Una semana después del contacto, aparecen en los órganos genitales pequeñas vesículas (llagas llenas de líquido), dolorosas, que se ulceran, acompañadas o no de signos de invasión viral (fiebre, ganglios). Persisten durante una semana y desaparecen espontáneamente para reaparecer al menor problema general del organismo (choque físico, contrariedad o fatiga).

Los tratamientos médicos antivirus y antibióticos generalmente prescritos no garantizan el éxito.

Las plantas y aceites esenciales antivirales y energéticos así como los oligoelementos dan resultados sorprendentes y, en ciertos casos, permiten la erradicación total del virus; Aceites esenciales de niaouli (MQV), helicrisa italiana, salvia officinales en aplicaciones locales (5 a 10 gotas) desde la aparición de la molestia. Continuar el tratamiento varias semanas dos a tres veces al día.

Atención: el terreno viral marca una importante degradación de las defensas naturales y una predisposición a las enfermedades tumorales. Una completa rectificación del aspecto biológico es imprescindible.

El SIDA (o Síndrome de Inmunodeficiencia Adquirida)

Es el estado terminal de una infección por un virus que destruye el sistema de defensa inmunitario del organismo humano, y sobre todo los glóbulos blancos o linfocitos T4. El virus penetra por vía sanguínea o sexual en el organismo. Por desgracia, la infección pasa muchas veces desapercibida a pesar de la presencia del virus en la sangre.

La primera infección se manifiesta varias semanas después de la contaminación por una reacción de tipo gripal, acompañada de ganglios y de una erupción cutánea parecida a una reacción alérgica. En esta fase aparecen los anticuerpos que pueden ser detectados por exámenes concretos: el individuo es entonces *seropositivo*. Los portadores del virus pueden contaminar, sin saberlo, a sus compañeros durante años. Además, un día, después de cualquier baja de defensas, el virus se despierta y provoca una rápida evolución de la enfermedad llegando, en el actual estado de los conocimientos médicos, a un fatal desenlace después de un período más o menos largo de convalecencia.

TRATAMIENTO NATURAL PREVENTIVO:

Actualmente, la investigación se orienta hacia la fabricación de una vacuna, pero la extrema adaptabilidad del virus y sus sucesivas mutaciones complican su consecución. La única solución preventiva eficaz es la utilización sistemática de **preservativos masculinos**. Atención a los compañeros drogadictos.

Los métodos naturales proponen reforzar las defensas inmunológicas modificando el terreno y dando energía, e intentar destruir el virus utilizando aceites esenciales y correctores del terreno. Utilizados complementariamente a los tratamientos clásicos, atenuarán los efectos secundarios y reforzarán progresivamente el potencial energético.

LOS TUMORES BENIGNOS

Estas afecciones son frecuentes y pueden darse a cualquier edad. Algunas son benignas, otras puedes llegar a ser malignas. En todos los casos, se impone un control ginecológico rutinario unido a un chequeo ginecológico, un frotis cervical y, si es necesario, exámenes complementarios sin riesgo como la ecografía, de la que no conviene abusar.

Los fibromas

Estos tumores benignos se desarrollan en el interior del músculo uterino, dándole un aspecto abollado más o menos pronunciado. **Los fibromas nunca degeneran en cáncer.** Por esto, no se deben operar. La falta de higiene física y de cuidados naturales correctos es responsable de su desarrollo.

CAUSAS: a partir de los 30 años, los fibromas se dan principalmente en mujeres que sufren un *enlentecimiento circulatorio crónico a nivel de la pelvis o estasis.* Se hacen manifiestos por pérdidas anormales de sangre durante o fuera de las reglas, o por esterilidad en la mujer joven. Una pesadez anormal en el bajo vientre es el único signo.

En algunos casos, el útero aumenta de volumen, presentando pequeñas bolsas: es el *útero fibroso* muy frecuente y benigno. En otros casos, el fibroma forma un tumor redondeado que puede alcanzar el tamaño de un pomelo que comprime los órganos vecinos.

Un **examen anual regular** debería permitir detectar los fibromas en formación y actuar de forma preventiva para retrasar o detener su desarrollo.

TRATAMIENTO: el tratamiento médico clásico es a base de hórmonas de síntesis o progestativos que (en principio) frenan la evolución del fibroma. Sólo deben operarse los fibromas que provocan hemorragias incontrolables, esterilidad en la mujer joven o importante compresión en los órganos vecinos.

Los cuidados naturales son complejos, pero a menudo eficaces y sin efectos secundarios. La menopausia es un período muy favorable, ya que, con la desaparición de las secreciones ováricas, los fibromas se atrofian espontáneamente.

Los pólipos

Son pequeños tumores benignos, redondeados, que se producen en la pared interna del útero, del cuello y de la vagina. Ciertos pólipos se desarrollan en el interior del músculo uterino (pólipos submucosos).

Causas: zona desequilibrada desde el punto de vista neurovegetativo y hormonal (insuficiencia de progesterona).

Manifestaciones: hemorragias sanguíneas cerca del período menstrual o en medio del ciclo hacen pensar en la existencia de un pólipo uterino. Sólo una radiografía practicada con un líquido de contraste (histerografía) permitirá visualizarlo.

Tratamiento médico: la cirugía sólo es necesaria cuando las hemorragias son importantes. En general, basta con un simple raspado. El tratamiento médico se basa en la toma de hormonas se síntesis para paliar la carencia de progesterona y provocar la disminución del pólipo.

Los pólipos del cuello y de la vagina son fácilmente eliminados con una pequeña intervención indolora efectuada por el ginecólogo (castración).

Los quistes del ovario

De naturaleza completamente distinta al fibroma, siempre benigno, el quiste del ovario jamás debe ser menospreciado. Existen dos clases de quistes de ovarios; uno es benigno: el *quiste funcional*, el otro se debe tomar más en serio: el *quiste orgánico*, de evolución más dudosa.

El **quiste funcional** resulta del desarrollo anormal de un folículo ovárico que se llena de líquido. Puede alcanzar la medida de un huevo o más, y forma un grosor doloroso en el bajo vientre. El quiste empieza a formarse después de las reglas, crece hasta la regla siguiente en que desaparece. Puede ser ocasional y manifestarse simplemente por un dolor pelviano en el período anterior a las reglas.

Las causas de este quiste son múltiples:

– Irritación o inflamación del ovario por un problema en un órgano próximo: intestino (colitis), trompas (salpingitis), vejiga (cistitis).

– Desarreglo hormonal de origen hipofisario u ovárico.

– Estasis circulatoria secundaria por una ptosis orgánica, una basculación del útero, cicatrices o adherencia (secuelas de cirugía o infecciones).

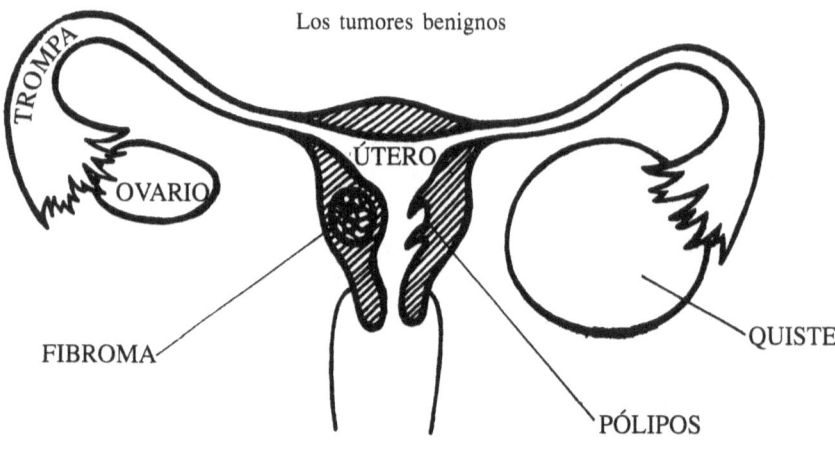

Los tumores benignos

TROMPA

ÚTERO

OVARIO

FIBROMA

QUISTE

PÓLIPOS

TRATAMIENTOS: la «naturaleza paramédica» basta, en la mayoría de los casos, para poner las cosas en orden sin intervención terapéutica. Si las causas de irritación del ovario no se eliminan, se formarán otros quistes, provocando dolores e irregularidad en las reglas.

Los tratamientos médicos recurren a hormonas (píldora) para bloquear la ovulación y a los antibióticos en caso de infección. Se solicitarán exámenes complementarios (ecografía) para determinar las características del quiste.

Los **quistes orgánicos** son detectados por el examen ginecológico rutinario que cada mujer debería realizarse una vez al año. Algunos evolucionan lentamente y se dan a conocer por dolores pelvianos o pérdidas anormales. Estos quistes resultan del desarrollo de células embrionarias (a veces cabellos o dientes).

El riesgo más importante del quiste orgánico es la degeneración cancerosa que impone, a título preventivo, su abstracción quirúrgica.

El tratamiento natural de los fibromas y quistes funcionales

Un chequeo completo, practicado por un especialista en medicina natural (osteopatía, acupuntura, naturopatía), servirá para completar el examen médico clásico. Se investigarán las causas y se corregirán.

LOS MÉTODOS NATURALES: se practicarán por varios especialistas que trabajarán conjuntamente, o por un especialista pluridisciplinar. Tienen como objetivo:

1. **La corrección de los problemas mecánicos**, campo del osteópata a nivel vertebral (bloqueo), a nivel orgánico (posición incorrecta del útero, retracción de los ligamentos, contracturas musculares, cicatrices internas, adherencias, congestión) y a nivel nervioso, hormonal y circulatorio.

2. **La corrección de la zona:**

– Corrección alimenticia y utilización de complementos alimenticios: polen, gómfrena, aceite de onagra...

Plantas para la circulación y ginecológicas: aquilea, grosella, fragón, sauzgatillo, onoquiles, hamamelis, arándano, viña roja, pero también plantas calmantes de la ansiedad: espino blanco, lúpulo, loto, pasiflora, valeriana.

Aceites esenciales: basilisco tropical, cupresas, estragón, geráneo rosa, lavanda, mirta común verde, romero, salvia officinales, salvia clareada, tomillo, ylang-ylan. Para paliar el dolor: estragón, lavanda.

– La simpaticoterapia endonasal utilizará, a menudo, las disoluciones de aceites esenciales, específicos indicados más arriba, elegidos según la zona a tratar.

– La organoterapia diluida y dinamizada encontrará aquí un centro de elección: los extractos embrionarios, según las diluciones utilizadas, *aceleran* (dilución base 4 CH), *regularizan* (7CH) o *detienen* (9CH), el funcionamiento de los órganos y glándulas endocrinas (por ejemplo la hipófisis, los ovarios, el hígado, el útero).

– Homeopatía y bioterapias (gemoterapia: botones de secuoya, brotes jóvenes de *Rubus idaeus)* colaboran en la recuperación de la zona.

– Acupuntura tradicional que armoniza la circulación de la sangre y de la energía.

Lo que tú misma puedes hacer: te aconsejo que sigas las sencillas reglas indicadas en el capítulo *Las condiciones de la salud:* alimentación equilibrada, gimnasia de mantenimiento corporal raquídea y circulatoria, relajación mental y pensamientos positivos; acompañada también de diversos tratamientos complementarios como:

– La aplicación de arcilla verde triturada en el bajo vientre (cataplasmas que mantendrás una hora sobre el bajo vientre por la noche).

– La aplicación de hojas de col (cataplasma mantenido toda la noche).

– Los baños de asiento fríos se aconsejan para activar la circulación de la pelvis (duración máxima: 1 minuto).
– Los campos magnéticos naturales.

EL SENO: AFECCIONES BENIGNAS

El seno es una glándula externa suspendida en la parte alta de la caja torácica. Está formada por glándulas que secretan leche, agrupadas en lóbulos, y los canales galactóforos por donde la leche es excretada.

La glándula mamária es muy sensible a las variaciones de las tasas de hormonas sexuales en la sangre: estrógenos, progesterona y prolactina. Sólo entra en funcionamiento al final del embarazo, en el período de lactación (ver *Embarazo)*

La desaparición de las estimulaciones sexuales en la menopausia comporta una pérdida de volumen del seno.

Los dolores del seno

Benignos y frecuentes, afectan a muchas mujeres. El estrés es un factor determinante.

La **mastodinia** es un dolor de los senos que tiene lugar antes de las reglas y desaparece cuando ésta se inicia. Este fenómeno está directamente relacionado a un desequilibrio hormonal (insuficiente progesterona) y neurovegetativo (debilidad en el sistema simpático).

La ausencia de tratamiento natural transforma estos fenómenos cíclicos en estado crónico con la aparición de nódulos duros y dolores que aumentan cuando se aproxima la regla, de fibroadenomas (tumores benignos duros y permanentes) y quistes benignos.

Los exámenes complementarios (ecografía, mamografía, punción de quiste) descartan cualquier duda.

Mastopatías: se traducen por un hiperdesarrollo del seno bajo la influencia de un exceso de secreciones hormonales o de una hiperreceptividad del tejido glandular a las hormonas.

Las pérdidas

Fuera del período de lactación, deben considerarse siempre anormales.

Galactorrea: la pérdida de leche requiere completas investigaciones a nivel de la glándula mamária, pero también a nivel de la hipófisis para detectar un adenoma (tumor benigno que estimula la secreción de prolactina). Atención, ciertos medicamentos, contraceptivos o neurolépticos tienen como efecto secundario la provocación de galactorrea.

Galactorragia: la pérdida de sangre requiere una inmediata consulta con el especialista, ya que indica la existencia de un tumor (benigno o maligno).

Cuidados e higiene natural

Para realizar tu misma: Conservar tus senos altos y firmes es el objetivo de la mayoría de las mujeres. Es este aspecto, no esperes milagros, pero sé cuidadosa y evita los aumentos y pérdidas de peso muy acusadas. Mejora la irrigación por abluciones de agua fría (ducha o chorro rotativo), aplicación de preparaciones cosméticas a base de plantas y aceites esenciales, tónicos y regeneradores.

Recordemos que las células cancerosas sólo pueden desarrollarse en las zonas donde el sistema inmunitario es débil y donde los glóbulos blancos son incapaces de destruir las células anormales que se instalan constantemente en nuestro cuerpo (ver párrafo 15).

Las cataplasmas de arcilla verde triturada descongestionan y alivian (1 cm de espesor mantenido durante una hora). Puedes enriquecerlas con aceites esenciales energéticos (*Ravensara aromática, Eucalyptus radiata*, madera de rosa).

Complementos alimenticios: aceite de onagra, magnesio asimilable, vitamina B6, zinc, gómfrena.

Plantas útiles: aplicar cada noche una cataplasma de perejil machacado mezclado con arcilla verde o aceite de palmarosa diluido al 50% en aceite de carica papaya en unciones suaves dos o tres veces al día.

¿Se puede muscular el pecho? El pecho carece de músculos; por contra, está sujeto por las expansiones de un músculo que lo sostiene como en una hamaca. El músculo *pectoral* mayor situado debajo del pecho puede ser tonificado y desarrollado con los ejercicios adecuados:

– Los codos doblados a la altura del pecho, aprieta con fuerza una pelota de caucho entre las palmas durante 3 ó 4 segundos. Relaja la presión (descanso igual al tiempo de contracción). 10 veces seguidas, y aumenta progresivamente el número de contracciones. Sé perseverante durante las varias semanas que tardan en aparecer los resultados.

– Haz trabajar el cutáneo del cuello: esbozando una sonrisa, se contrae este músculo que levanta la piel del cuello y del pecho. Manténlo durante unos segundos (descanso igual al tiempo de contracción). Varias series de contracciones.

– Practica la natación, sobre todo el crol.

¿Deben vendarse los senos después del amamantamiento? El vendaje de los senos es una precaución elemental para evitar su caída y permitir que recuperen su forma anterior. Debe realizarse al menos 2 semanas. Los ejercicios, la aplicación de un ungüento específico para el busto a base de plantas y de aceites esenciales, las duchas de chorro rotativo complementan el tratamiento.

Tratamiento natural de las matodinias y mastosis: para reequilibrar la zona afectada, recuperar la energía, desbloquear la mecánica, hacer circular la energía y la sangre, remineralizar, regularizar el sistema nervioso y hormonal, consulta a un especialista: osteópata, acupuntor tradicional, homeópata, bioterapeuta, naturópata, fitoaromatoterapeuta, quinisiterapeuta (masaje reflejo).

LOS TUMORES MALIGNOS DEL APARATO GENITAL

Este difícil tema, intentaré tratarlo con objetividad. He detectado muchos cánceres en mujeres que no se practicaban el examen anual rutinario y se han podido salvar o bien por cirugía curativa, o bien por métodos naturales aconsejados por médicos avezados en el tema. También he visto morir mujeres que rechazaban, por principio, una intervención mutilante que las podía salvar o prolongarles la vida. Por último, me he encontrado con mujeres que mantenían una vida sana, se controlaban regularmente y, a pesar de esto, habían desarrollado en pocos años un cáncer mortal. La modestia y la humildad deben estar por encima de teorías y fanatismos. En el campo del cáncer, nuestra ignorancia es aún inmensa y sobrepasa en mucho los conocimientos adquiridos.

Los factores que favorecen el cáncer

La aparición de un cáncer no se debe al azar. Enfermedad creada (según ciertos autores), en un 90% de los casos, por las agresiones del entorno, su génesis, aunque no del todo dilucidada, parece responder a unas leyes precisas. Las considerables sumas que se han gastado en la búsqueda esencialmente de una solución médica, quirúrgica o vacunal sólo han hecho retroceder este mal en casos muy precisos. Una eficaz lucha contra el cáncer sólo puede concebirse **suspendiendo sus causas.** ¿Pero, realmente se atacan las raíces del mal?

El desarreglo en la programación de las células: los diferentes tejidos del cuerpo están perfectamente ordenados y obedecen normalmente a órdenes centrales del cerebro con el intermediario del sistema nervioso y hormonal y los mediadores químicos. Un cáncer es una colonia de células anormales, mutantes, que escapan a este control central, que viven como parásitos y se reproducen rápidamente en la mayor anarquía (las células cancerosas están eléctricamente polarizadas, al contrario de las células sanas).

El debilitamiento de la energía defensiva: en las condiciones adecuadas de salud, el cuerpo posee soldados de defensa que destruyen las células anormales y taradas; son los linfocitos asesinos. Pero, puede darse el caso de que estas defensas estén debilitadas o desbordadas y son incapaces de reaccionar lo suficientemente rápido para destruir las células mutantes. También puede suceder que estas células (como en el SIDA) se vean invadidas por un virus y, al no poder reaccionar, dejen al organismo sin defensa ante el menor ataque microbiano o la menor invasión tumoral. También puede suceder que la circulación local se vea retardada por estasis, congestión, perturbación mecánica o nerviosa y que el número de defensores sea insuficiente para destruir a los enemigos que se encuentran con el campo libre para desarrollarse y proliferar tranquilamente. Con esto entenderás por qué insisto tanto en el papel de la **energía** y de la **circulación sanguínea y linfática** en la génesis de las enfermedades graves.

Las teorías no faltan, pero parece confirmado que la cancerización sea debida a una alteración en la programación celular bajo la influencia de *factores carcinógenos* (que favorecen el cáncer), creados por la polución de la actividad industrial de la actualidad y los errores de cómo vivimos (ver *Tabla de agresiones*); recordemos sobre todo el papel jugado por:

– Los **rayos electromagnéticos** no ionizantes (engendrados por la unión de redes eléctricas, televisión, radar, alta frecuencia, abuso en la exposición al sol), así como los rayos X y otras radiaciones ionizantes que «rompen» la molécula de la programación genética celular.

– Las **diversas intoxicaciones:** alimenticias, alimentos ahumados, cocción defectuosa, colorantes, ciertos medicamentos (las hormonas no provocan el cáncer genital, pero aceleran su evolución), drogas, tóxicos diversos (tabaco y alcohol)...

– Los **factores psicológicos** cancerígenos: el espíritu negativo, el pesimismo, la inquietud, la ansiedad, la preocupación, la inseguridad, los problemas administrativos y familiares debilitan nuestro sistema de defensas y preparan el terreno para enfermedades graves.

Cuando tomamos conciencia de esta postura vital, ¿como no vamos a intentar centrar todas nuestras fuerzas en la lucha contra las «poluciones» para proteger nuestra salud y el entorno natural que la condiciona?

Prevención, detección, tratamientos

Cáncer de mama: cualquier mujer debe saber examinar sus senos para detectar cualquier modificación anormal:

– **Ver** si el seno (o pezón) se modifica asimétricamente en su forma, medida o aspecto, si aparecen arrugas o huecos.

– **Palpar** para buscar un posible nódulo: en posición sentada, poner suavemente los dedos a la mano plana sobre el seno y efectuar pequeños movimientos rotativos para movilizar los tejidos del glande.

Si notas alguna anomalía persistente, consulta sin tardar a tu ginecólogo. Él te examinará con detalle, efectuará una punción del nódulo para analizarlo y realizará, si es necesario, los exámenes indispensables (mamografía, xerografía, galactografía o incluso termografía o ecografía).

Cáncer del cuello del útero: detectado precozmente, se cura en un 100% de los casos, lo que mejora las estadísticas del cáncer. Este éxito total justifica plenamente los frotis sistemáticos anuales después de los

35 años. Ignorado, afecta a los órganos vecinos y es incurable. En nuestra época no podemos concebir que se descuiden estos exámenes rutinarios tan eficaces como el frotis. Parece aberrante que algunos especialistas continúen recetando hormonas para paliar problemas benignos cuando sabemos que pueden «encender» focos cancerígenos latentes.

Cáncer del cuerpo del útero: es el que se da en la mujer menopáusica. Atención a los tratamientos hormonales para prolongar artificialmente la juventud; el papel nocivo de los estrógenos de síntesis no puede ignorarse. En esta forma de cáncer, la extirpación total es indispensable para evitar la metástasis.

Cáncer de ovario: puede darse a cualquier edad y es la complicación más grave de todos los quistes orgánicos.
Señales: sensación dolorosa y hemorragias pueden hacernos sospechar. La ecografía es un examen muy simple que permite elaborar un primer diagnóstico.
La intervención quirúrgica es imperativa ante cualquier quiste orgánico.

Tratamientos médicos

Algunas mujeres pueden reprocharme de insistir demasiado en la necesidad de exámenes médicos sistemáticos como el examen ginecológico anual. Sería una irresponsabilidad pretender que la utilización de la medicina natural dispensara de estas investigaciones. Sin embargo, aconsejo elegir un ginecólogo que conozca los métodos naturales y que sólo utilice los medicamentos en caso de necesidad.

En el **cáncer de mama**, los medicamentos son cada vez menos utilizados gracias a la detección precoz:
– La **cirugía** muchas veces es imprescindible y sólo extirpa el tumor conservando el seno, lo que permite a la mujer temer menos la intervención (la mutilación de un seno transtorna la psique de muchas mujeres).
En todas las formas de cáncer se utilizan los rayos y la quimioterapia.
– Los **rayos** permiten quemar los focos cancerígenos con mucha precisión lesionando al mínimo los tejidos sanos.

Consejos: aplicar aceite esencial de niaouli antes de la irradiación, te evitará quemaduras cutáneas (papel radioprotector).

– La **quimioterapia** actúa sobre la división celular y es, a menudo, asociada a la inmunoterapia que estimula las defensas inmunitarias del organismo. Este último método sería interesante si el organismo contase, con las suficientes reservas de energía defensiva. Sin embargo, el método clásico lo ignora todo de este aspecto de la salud, de donde provienen las limitaciones de esta técnica. También son numerosas las plantas medicinales que hay en el mundo, utilizadas desde hace siglos para estimular la defensas naturales. ¿Los oncólogos conocen realmente estos productos anticancerígenos naturales o bien los rechazan sólo por dogmatismo científico?

Métodos naturales y cáncer

Todos los métodos naturales tienen como finalidad luchar contra el cáncer.

Los métodos alimenticios (crudivorimo, monodieta) desintoxican al organismo, el ayuno provoca una autolisis es decir, una destrucción de las células cancerígenas cuando el cáncer está localizado y las reservas de energía son suficientes.

Algunas plantas originarias de América del Sur, de Africa y China, enlentecen el crecimiento de los tumores cancerígenos y refuerzan el terreno. Utilizadas desde hace siglos por los indígenas, sus constituyentes activos son conocidos y son objeto de trabajos de investigación en varios países.

Ciertos aceites esenciales utilizados (demasiado poco) restauran un equilibrio incompatible con la proliferación de las células cancerígenas.

Los rayos electromagnéticos y telúricos pueden jugar un importante papel en la génesis del cáncer. Las salas para enfermos terminales son una clara ilustración de los efectos de las radiaciones sobre la corteza terrestre; por lo que, un experto en geobiología del hábitat y del lugar de trabajo podría ser muy útil.

Los campos magnéticos impulsados por según que frecuencias y ciertos ritmos recargan las baterías celulares y reeducan las células malignas (repolarización de la membrana celular).

Los otros métodos naturales utilizados necesitan un control médico regular: utilizan metales, plantas, vacunas, métodos mentales. Todos convergen en un mismo objetivo: reforzar el terreno para **favorecer las fuerzas de autocuración.**